HealthTree
健康樹

HealthTree
健康樹

好 萊 塢 頂 尖 教 練 親 授

增肌減脂

10週

THE 10-WEEK
INTELLIGENT
FITNESS CHALLENGE

西門‧瓦特森 Simon Waterson 著　王念慈 譯

健身攻略

超過400張示範照片，10週完整訓練菜單
人人都可以執行的高效健身計畫

The Ultimate Workout Programme
from Hollywood's Most In-demand Trainer

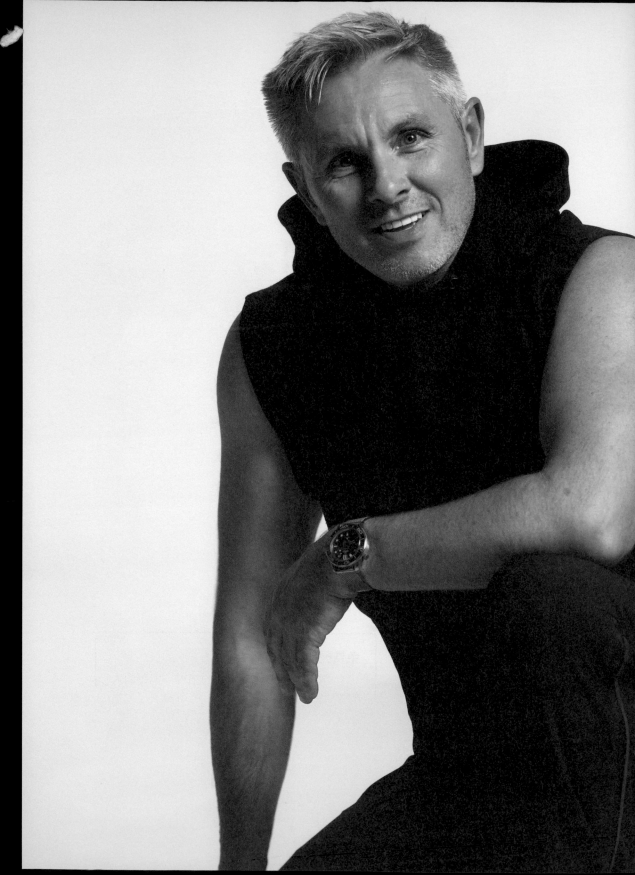

CONTENTS

目錄

免責聲明

　　本書會提供健身方面的指導，但每個人的體能狀態不盡相同，所以您在參照這些指導時一定要注意：千萬不要擅自挑戰身體的極限。您在嘗試任何新的運動或飲食之前，都應該洽詢醫師的專業意見。若您因本書資訊產生任何傷害或損失，出版商和作者皆無義務承擔其相關責任。

推薦序

「西門很清楚電影產業的節奏，也很清楚健身教練的專業。重點是他很體貼，這樣的教練可遇不可求。」

——湯姆・希德斯頓

我沒想到自己會在這裡，描述西門在松林製片廠（Pinewood Studios）的健身房的室內陳設。可是，他那顆放在沙發上的靠墊，實在是令人難以忽視——那張沙發就放在離跑步機、重訓設備和各式讓人汗流浹背的健身器材不遠處。我每次去他的健身房，都會看到那顆靠墊，有時候我坐在沙發上，還會靠著它。我想這樣的擺設蘊藏著西門的處世哲學，一如那句繡在靠墊上的「One Day at a Time」（活在當下，珍惜每天），提醒我們，健身就跟人生一樣，只要隨遇而安、持續行動，一切終會水到渠成。

萬事起頭難，剛投入任何專案或挑戰時，你總會覺得自己在仰望一座大山，並自問：「我該怎麼攀登這座山峰？」我的經驗告訴我，你所能做的，就是一步又一步地邁開步伐，持續往前走。對我來說，這就是在日復一日的歲月中，一點一滴地累積成果。電影開拍之前，和西門一起調整體能狀態；電影拍攝期間，在清晨四點鍛鍊體能；拍完一幕幕的畫面，然後把這些影像交給電影剪輯師——這一切會讓我意識到，自己終於完成了一部分的工作。一旦你意識

到自己有能力完成這項挑戰，所有的緊張感都會煙消雲散，你會想，「好，我可以用平常心去做這件事，一場、一場地拍完這部片」。此時此刻，你正在做的，就是西門靠墊上的那句話。

我該怎麼描述西門是一個多麼好的教練呢？他嚴謹、勤奮、周全、認真、幽默、好學又很會鼓勵人。但最重要的是，我很欽佩他的體貼，這也是他能如此優秀的關鍵。這是我的肺腑之言，他真的很細心。

西門很清楚電影產業的節奏，也很清楚健身教練的專業。重點是他很體貼，這樣的教練可遇不可求。他知道要怎麼為演員安排鍛鍊，讓我們為接下來九十天的拍攝日做好準備，擁有飾演特定角色所需要的技能

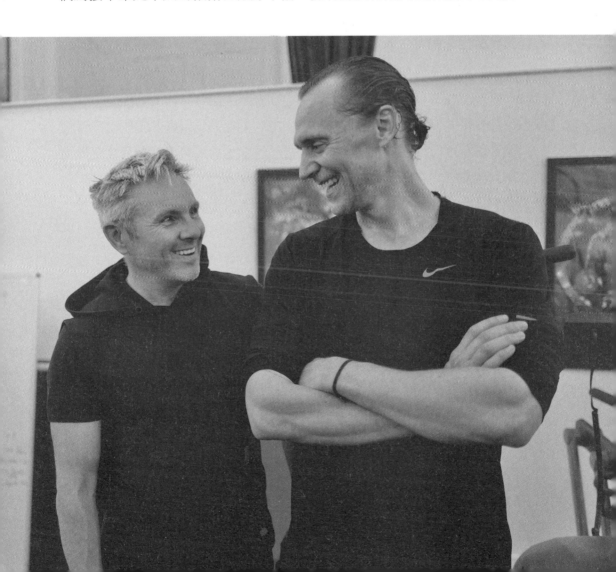

和體能。而且他總是會為我們超前部署,並對他所做的一切感到驕傲。每天在他的健身房裡,你都可以清楚感受到他的體貼。

西門是個善良又真誠的人,他不只在乎我們共同投入的工作,也很在乎你這個人。我們合作過好幾部電影和電視作品——從一開始的《夜班經理》(*The Night Manager*)和《金剛:骷髏島》(*Kong:Skull Island*),到後來的《雷神索爾3:諸神黃昏》(*Thor:Ragnarok*)和《洛基》(*Loki*)——在這些合作案之餘的時間,他也會主動聯絡我,關心我的現況。我記得有一次,西門正在與星際大戰(*Star Wars*)系列的某部電影合作(我沒有演出),卻傳了個訊息給我,問我要不要去他的健身房練一下。他的問候總是很有趣。

不同的角色、故事和作品需要不同的技能和能力。西門在安排我的鍛鍊計畫時,會根據我飾演各個角色所需的具體條件來規劃。我想,這些作品上映時,觀眾一定都希望自己能全然沉浸在魔幻的畫面中,度過一段愉快的觀影時光,他們不要有出戲的感覺。為了確保那些畫面看起來很真,西門會幫我把體能調整到最佳狀態,讓觀眾能夠融入在劇中情境角色裡。有時候,我必須在凌晨三點疾速奔跑,努力搶在太陽升起之前,結束某場戶外動作戲的拍攝;有時候,我則必須吊著鋼絲,在藍色的屏幕前,拍攝騰空飛行的畫面,表現出彷彿身處太空或墜入蟲洞的姿態——這個時候,我一定要有強大的核心力量,才有辦法在鋼絲上維持特定的姿勢。

西門知道我喜歡跑步的自由奔放,以及它可以大量提升腦內啡(endorphin)分泌量的好處,所以他將跑步納為我鍛鍊的一部分,會讓我在跑步機上做些熱身和衝刺。不過在此同時,他也在我的鍛鍊計畫中,安排了一些我覺得很有難度的訓練。他把整套鍛鍊計畫,拆解成許多不同的訓練。我使用的健身方法就跟這本書即將講述的內容一模一

樣，他在鍛鍊我時，會把我要做的運動全部列在白板上。這能讓我提前為我感到有挑戰性的訓練做好準備，並且西門會幫助我看清自己在健身上的不足之處和優勢所在。

與西門一起調整體能狀態時，訓練強度最大的階段，通常會落在開拍前的三、四週左右。那時候大概會覺得自己的體能已經提升了一些，也能夠持續增加訓練的強度，因為電影還沒開拍，你還不必為了稍晚的拍攝保留體力。電影開拍後，我會在凌晨四點到健身房報到，在西門的指導下健身，不這麼早的話，我當天就沒時間進行訓練了。

拍攝期間，我要在早上八點的第一顆鏡頭開拍前，就完成一連串所謂的「拍攝前置作業」──做好妝髮和換服裝。也就是說，錯過那段時間，你就會錯失增進當日活力的機會。對於我必須這麼早進行晨練，西門從沒有半句怨言。我們會打開義式咖啡機，喝杯濃縮咖啡，然後我會踏上跑步機，開始暖身。我跑步的時候，西門會和我聊天，可能會聊聊我前一晚做了哪些消遣，順道了解我的情況、我的睡眠，以及我那天早上的能量狀態。

我喜歡在大片場前健身，因為我發現這能讓我以良好的狀態投入當天的拍攝。戰勝一大清早的鬧鐘是最困難的部分。但就算我到西門的健身房時還有點疲累，動起來之後，我就會變得活力滿滿；又如果我到健身房時覺得有點靜不下來，動起來之後，我就會變得比較平靜。與西門一起健身的時間，為我的身心帶來一種平衡，這是我拍片期間不可或缺的例行公事。我在晨練的時候，會在腦中把當天要拍的場景都跑過一遍，所以這也同時為我做好了心理準備。當我抵達片場，身處在拍攝的場景中時，我整個人已經徹底開機──大腦氧氣充足、神經系統也都醒過來了。我能靈活反應並專注傾聽，與其他人以更緊密的方式相互合作。

西門位於松林製片廠的健身房是一個星光熠熠的地方。我在那裡見過很多演員，他們都很喜歡這個空間。新加入漫威電影拍攝的演員，第一次和西門合作時，有時會說：「哇，他訓練的強度真的很高。」那些演員正在親身見證的，是電影製作的其中一個環節，過去他們從未有過這樣的經驗。

但西門在幫我鍛鍊體能時，並非總是把我的鍛鍊強度拉到最大。他有自己的一套智慧，知道什麼時候該推我一把，什麼時候又該放我一馬。假如我拍了一場大戲，花了一整天完成了一個需要傾注大量情緒和體能的鏡頭，我一定會很開心，並期待這些畫面呈現在銀幕上的樣子，只不過，這一切一定會影響到我第二天早上的狀態。西門看到我氣力耗盡的樣子，就會說：「今天我們不用練得那麼操。只需要動起來，拉高心率，伸展身體，再做一些有助肌肉排除乳酸的活動就好了。」西門會向我保證，在當天的訓練中，我不用去追求任何的個人最佳表現。

對我來說，在西門的指導下鍛鍊體能，是我為動作角色做準備時，不可或缺的一個環節。我知道，我並不是唯一一個把西門視如珍寶的人。有不少頂尖演員都喜歡找他鍛鍊體能，並在他超凡的指導下練出了很好的成果。西門的淵博學識應該讓更多人看見，而這份 10 週計畫不僅充分展現了西門在健身上的縝密思慮，也清楚說明了他幫助眾人練出理想體能的有效方法。

「他有自己的一套智慧，知道什麼時候該推我一把，什麼時候又該放我一馬。」

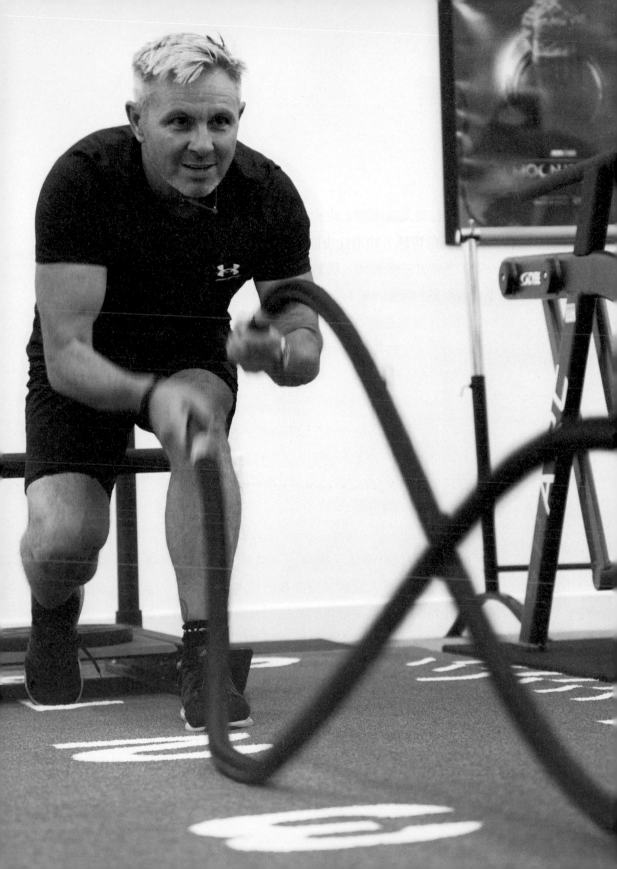

前　言

　　身為一位健身教練，我在電影產業裡負責的工作，就是幫助演員演繹出電影中最具代表性、擁有敏捷身手的角色。一如湯姆・希德斯頓在推薦序中所寫的，我為他們安排的這些訓練，是為了確保觀眾不會有出戲的感覺，還有為了賦予演員完成電影拍攝所需要的能力。

　　我除了當過湯姆的教練，幫助他拍攝《洛基》、《夜班經理》和其他電影作品外，也當過丹尼爾・克雷格的教練，為他的五部龐德電影安排訓練（從《007 首部曲：皇家夜總會》到《007：生死交戰》）。我還訓練過《美國隊長》的克里斯・伊凡（Chris Evans）、《奇異博士》的班尼迪克・康柏拜區（Benedict Cumberbatch）、《侏羅紀世界》的布萊絲・達拉斯・霍華（Bryce Dallas Howard）、《星際大戰》的約翰・波耶加（John Boyega）等許多演員。直到現在，我仍持續透過我的「5-2 智能健身」方法，訓練與我合作的頂尖演員，幫助他們飾演需要擁有良好體能狀態的角色。

　　我這套「智能健身」的宗旨，純粹是為了提升客戶的體能表現，而非整體美感。我經常對與我合作的演員說，外貌升級是提升體能表現的附加價值。健身最重要的是感受和享受；如果你能樂在其中，持之以恆地去做你所需要進行的一切鍛鍊，這些付出就會由內而外的反映到你的外貌上。把注意力集中在心理和情緒層面的健康上，而非只聚焦在身體的變化上，可以讓你用更全面、更永續的方式健身。

「10」不僅是一個有圓滿之意的數字，我與演員合作時，在電影開拍前的訓練，通常也是以「10 週」為框架，針對他們所飾演的角色安排訓練。10 週通常足以讓演員的身體和心理，都蛻變成運動員的狀態。對你來說，10 週也足以讓你運用同樣的訓練方式，練出理想的體能狀態。我會告訴你，我是用什麼樣的方法、見解和振奮人心的建議，訓練你在銀幕上看到的那些演員。

感覺得到，也看得到的成果

　　無論你有什麼樣的個人目標——可能是減脂或減重、增加肌肉量，或提升身、心的整體狀態——這本書都能幫助你在 10 週內取得實際的進步。我發現，要改變你的習慣，並體會到健身帶來的整體成效，就是需要這麼長的一段時間。做完這個計畫，你一定感覺得到，也看得到它所帶來的成果。

　　我們都喜歡來點挑戰。無論你是健身新手，或是中、高階好手，這本書都很適合你。也許你以前從未想過健身這件事，也許你想改變自己在健身房的鍛鍊方式，抑或是你想突破現有的健身狀態。歡迎大家一起挑戰這個計畫，我會告訴你這個計畫的架構，以及它簡單、好遵循的執行守則。

頂尖演員的激勵小語

　　在做這份計畫時，你不只會面對身體的挑戰，也會面對心理的挑戰。正因為如此，我才會在這 10 週的計畫中，穿插許多鼓舞人心的激勵小語，因為我知道，走在這條路上，維持良好的心理狀態有多麼重

要。我希望這些放在每一章的開頭，來自頂尖演員的背書，可以鼓勵你堅守這份挑戰，可以讓你知道，已經有其他人親身見證了這套計畫的驚人成效。

我也會把訓練演員時，對他們提到的技巧和注意事項全都告訴你，確保接下來的 10 週內，你能得到最大的收穫。這當中會包括挺過惡名昭彰的 6 週訓練，許多人在這個時候，都會沒什麼堅持下去的動力。另外，就跟我在訓練演員一樣，到了第 10 週，我同樣會為你安排一個具有轉折性的鍛鍊菜單，我的許多客戶會對這樣的安排感到意外，但這樣的安排能幫助他們感受到自己驚人的成長。

雖然你應該要很清楚自己為什麼要執行這份挑戰，但我鼓勵你不要把目標侷限在數字的變化上，請盡可能以廣義的方式定義你的目標。舉例來說，如果你想要減重，就不要規定自己非得要減到幾公斤，因為萬一你發現自己比那個數值重一點點，就會認定自己失敗了、沒有達成目

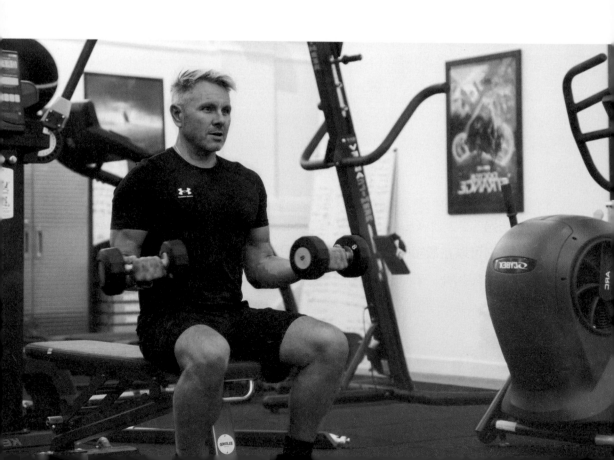

標，不會對自己這一路上的進步給予肯定。更何況，說不定你的目標是改善心理健康，讓自己有更好的感受、活動和呼吸狀態，而它們都不是你能輕易用數值衡量的東西。

準備迎接閃閃發亮的自己

朋友和家人是你有力的援軍，能支持你度過某些艱難的時刻，所以讓他們知道你要進行這份健身挑戰會為你帶來很大的助力。在挑戰期間，能跟健友，或志同道合的夥伴一起健身，也是一件很棒的事，因為結伴運動會是你堅持下去的一大動力。不過，你不一定要昭告天下，讓所有人都知道你正在做這份挑戰。這樣你在完成這份挑戰時，就有機會從 10 週未見的人口中聽到最悅耳的讚美：「哇，你看起來就像是變了一個人。」而渴望聽見這個讚美的念頭，也會成為你的一大動力。你整個人會看起來閃閃發亮、煥然一新。就外表來看，你的體態或許會變得比較好，步伐也會因為成就感變得比較有力、充滿自信。除此之外，你的生理機能也會產生變化，即使這些變化無法用肉眼看見，但你體內的一切機能，一定都會因為這份挑戰更有效率地運轉。

「5-2 訓練法」

我在我的第一本書《好萊塢頂尖教練的 5-2 鍛鍊計畫》中，就向大家介紹過「5-2 訓練法」，這套訓練法是我鍛鍊客戶的主要方式，因為我認為它可以在最短的時間內，給予客戶最好的成效。接下來的 10 週，也會以這套訓練法安排鍛鍊的內容。每次的鍛鍊都會包含五個肌力訓練動作，以及幾段間歇性有氧運動（持續時間會落在 2 到 5 分鐘之間，視

你在計畫的哪個階段而定）。

每次鍛鍊的架構如下：

肌力訓練動作 1
有氧運動
肌力訓練動作 1
肌力訓練動作 2
有氧運動
肌力訓練動作 1
肌力訓練動作 2
肌力訓練動作 3
有氧運動
肌力訓練動作 1
肌力訓練動作 2
肌力訓練動作 3
肌力訓練動作 4
有氧運動
肌力訓練動作 1
肌力訓練動作 2
肌力訓練動作 3
肌力訓練動作 4
肌力訓練動作 5
有氧運動

相較於一口氣做完有氧運動，把有氧運動拆成數個短暫的片段，穿插在肌力訓練動作之間，能讓你的鍛鍊內容更活潑、有趣，因為你會不斷變換活動的方式，根本沒有時間感到無趣。另一方面，你還必須思考接下來要做的動作，這也能分散你的注意力，讓你不會覺得那麼累。你會覺得短暫的有氧運動比較容易做到。我想任何人都會覺得自己可以做 2 分鐘的有氧運動（到這份挑戰的尾聲，時間會拉長到 5 分鐘），但如果要你一口氣做 20 分鐘，你大概就會覺得自己辦不到。

有些人會覺得他們是有氧人，不想碰重訓；有些人則會覺得他們是重訓人，不喜歡做有氧。可是，這套訓練方法把兩方整合在一起，能讓你做到均衡的鍛鍊。

請注意，在這 10 週裡，我會逐步拉長穿插在肌力訓練動作之間的有氧運動時間——我認為你可以做到時，就會把時間再延長一分鐘（這部分請參見每週一開頭的「鍛鍊架構」）。以第一週為例，當週鍛鍊架構後方所寫的「5-2」，表示你在

肌力訓練動作之間，要做 2 分鐘的有氧運動。不過到了第九週，也就是這份計畫強度最高的階段，你的當週鍛鍊架構就會變成「5-5」，要做 5 分鐘的有氧運動。但，有氧時間的長短，還是可以視你的運動類型稍做調整。

我的客戶都很喜歡這些鍛鍊，因為它們快速又有效，每次的鍛鍊時間大概會落在 30 到 40 分鐘左右（我有增加有氧時間的話，時間會稍微長一些）。除此之外，鍛鍊前你還會用 10 分鐘暖身，鍛鍊後也會花 10 到 15 分鐘伸展，但整體來說，你還是能夠很輕鬆地把這整個健身的過程融入你的日常。

> 從跑步、騎自行車，到使用划船機，任何能提升你心跳速率的活動都算是有氧運動。

每週的訓練規律

每週的訓練規律都很相似。星期一練腿（我知道大家都討厭練腿，所以我把它安排在星期一，這樣練完，你這週就不用再去想它了），星期二練上半身，星期三做動態伸展，星期四練核心，星期五練全身，星期六自由活動，星期日是休養身心的日子。我會用這樣的規律安排每週的訓練──我也是用這樣的規律訓練我的客戶，因為它能讓你的肌群得到休息和修復，如此一來，你才能為下一次的鍛鍊做好準備，持續提升你的體能狀態。

歡樂星期五

　　星期五應該歡樂一些，我想讓你用大量的腦內啡迎接週末。因此，每個星期五，我都會從你當週的練腿和練上半身菜單中，各選出幾個動作，整合成一份練全身的鍛鍊菜單。我訓練演員的時候也是這樣做，這表示這一天他們要做的，都會是他們已經很熟悉的肌力訓練動作。也就是說，星期五的鍛鍊會讓你覺得很親切，因為你的身體已經知道每個動作該怎麼做，不必再去練習新的動作。你應該會覺得自己能更輕鬆、更快速和更有效率的完成這些動作，並因此感到快樂。你會與身體的每一個部位都連上線，這對你的健康和健身成效都有莫大的幫助。

做點小變化，增添新鮮感

　　我設計的這套鍛鍊，能讓你在健身這條路上穩健地持續進步。每一週，鍛鍊菜單都會根據前一週的鍛鍊內容稍做調整，讓你的身體在熟悉的訓練規律下，逐步提升鍛鍊的強度。隨著計畫的推進，你會感覺到自己愈變愈強大，這份感受對健身很重要，因為它多半會增加你健身的動力，讓你更願意持之以恆地貫徹這套計畫。

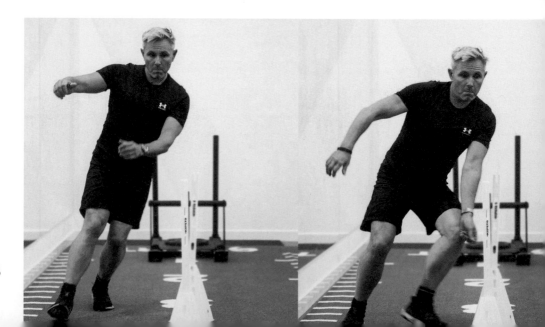

每週略有變化的鍛鍊菜單也能避免你感到無趣。有些人很喜歡每週都做相同的鍛鍊菜單，因為這能讓他們充分掌握自己的訓練進度，他們喜歡這種規律為身、心帶來的安定感。不過，對絕大部分的人而言，我們都喜歡有點變化，因為這能增添新鮮感，幫助我們保有興致和熱忱。有變化的鍛鍊菜單還有另一個優點，就是即使你每週都會練到相同的肌群，但隨著鍛鍊動作的些許差異，你練到的肌肉還是會略有不同，這對你在健身上的進步很有幫助。

話雖如此，但你也不會想要每週訓練的變化過大，所以你會發現我在設計這份計畫時，動態伸展和練核心的動作不會週週變動。動態伸展和練核心的菜單會每三週變化一次，第 1 ～ 3 週做第一套動作、第 4 ～ 6 週做第二套動作，第 7 ～ 9 週則做第三套動作（至於第 10 週的安排，我就賣個關子，等你自己去揭曉這個驚喜了）。這樣的安排應該能讓你獲得最好的成果。

起身行動、接受挑戰吧！看看在這 10 週裡，你可以造就什麼樣的結果。就跟人生中的任何事一樣，想要有所收穫，就必須先有所付出。我設計的這份挑戰很有彈性，不論你處在什麼樣的狀態，只要你想要精進自己的體能，都可以反覆利用這本書所介紹的內容，一次又一次地把自己的體能提升到全新的境界。

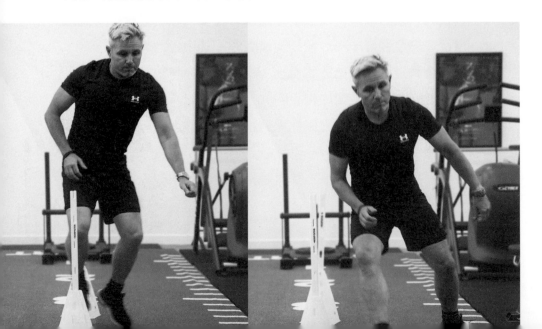

怎麼使用這本書

訓練當下，知道自己即將進行哪些鍛鍊非常重要，所以我在訓練客戶時，都會把鍛鍊菜單寫在白板上。雖然我無法親自訓練你，但我仍希望對你而言，我設計的這套 10 週挑戰「智能健身」計畫，會是一個淺顯易懂又好上手的訓練方式。請勇於把這本書帶到健身房，或是任何你健身的場所，把它當作你的「智能健身」行動白板。它能提醒你每天要做哪些鍛鍊，也能幫助你一目了然的掌握每週的訓練內容。每週的最後，我都有統整一份表格，把所有的訓練項目一一列出。

貫徹計畫和落實動作是關鍵

如果你想要在這個挑戰中，得到最大的收益，請務必按照整份計畫的安排，依序完成這 10 週的鍛鍊，不要打亂它們的順序，也不要跳過任何一週的鍛鍊。我希望你在進行這項挑戰的過程中，能感覺到自己愈變愈強健，一旦你調換或跳過了其中幾週的鍛鍊內容，就無法體會到這種日益精進的過程。我也建議你，做每一個訓練動作時，都要詳閱其示範圖片和說明文字，盡可能落實該動作的每一個細節；這麼做不僅可以確保你練到正確的肌群，也可以降低你運動傷害的機會。

在這份挑戰的架構之下，其實還保有許多可依個人喜好和狀態

調整的彈性。比方說，在「5-2 訓練法」中，你可以自行選擇要做哪一種有氧運動；或是星期六和星期日的時候，你可以自行安排做哪一些活動，幫助你休養身心。等到你挑戰到第 7 ～ 9 週，我還會額外教你幾個練核心的動作，讓你在星期四練核心的時候，可以有更多的選擇，提升訓練的多樣性和新鮮感。

如果你以前從未有過健身的習慣，或許會不太清楚自己該怎麼把這些訓練融入你的日常。我的建議是，晨訓是最好的選擇，一大早就完成訓練，你就不用擔心因為工作或生活中的各種事務，放掉某幾天的訓練（不過，就如我在第七章所寫的，假如你因為某些不得已的原因放掉哪天的訓練，也千萬不要為此感到罪惡，因為這就是人生，總是會有些出其不意的事情找上我們）。

依照你的程度調整這份挑戰

這本書適合各種程度的人：無論你是剛接觸健身的人，或是已經有中、高階健身底子的人，這份挑戰都可以依照你的程度做調整。這份挑戰裡的每一套鍛鍊，甚至是每一個訓練動作，都可以藉由重複次數的多寡，分為三個不同的等級。你在每天鍛鍊菜單的一開頭，都會看到下面的這三個方框，提醒你，要讓訓練達到你需要的強度，你必須重複做這些動作幾次，或是必須在多少時間內完成特定的重複次數（相較於重複

	10～15次 / 20～30秒
	15～20次 / 30～40秒
	20～25次 / 40～50秒

次數，有些人比較喜歡用完成動作的時間來控制鍛鍊的強度）。

　　你進行這份挑戰幾週後，或許就會想要把鍛鍊的強度，從初階推升到中階，或是從中階推升到高階。這三個不同的等級，也能讓你在再度挑戰這套計畫時，以不同的鍛鍊強度，持續提升自己的體能狀態。

選擇你的負重量

　　我們總是會高估自己的負重能力。在選擇你的負重量時，請想想你認為自己在做這個訓練動作時，可以承受的最大負重量是多重，然後，把這個重量減輕 25%，可能才是你真正的最大負重量。永遠都要用你能力所及的負重量進行訓練。如果你用某個負重量做幾次動作後，發現自己可能無法用這個負重量完成整組動作，就先把負重量減輕到可以完成整組動作的重量，這樣做並不會減損你這次訓練的成效。爾後，如果你又第二次、第三次或第四次挑戰這份計畫，一定會發現，你在做相同的動作時，能承受比第一次還重的負重量。

每週訓練的每日鍛鍊訣竅

　　因為每週訓練的架構和規律都一樣——星期一練腿，星期二練上半身，以此類推——所以接下來我針對每日鍛鍊的重點，整理了一些能幫助你完成這份挑戰的訣竅。

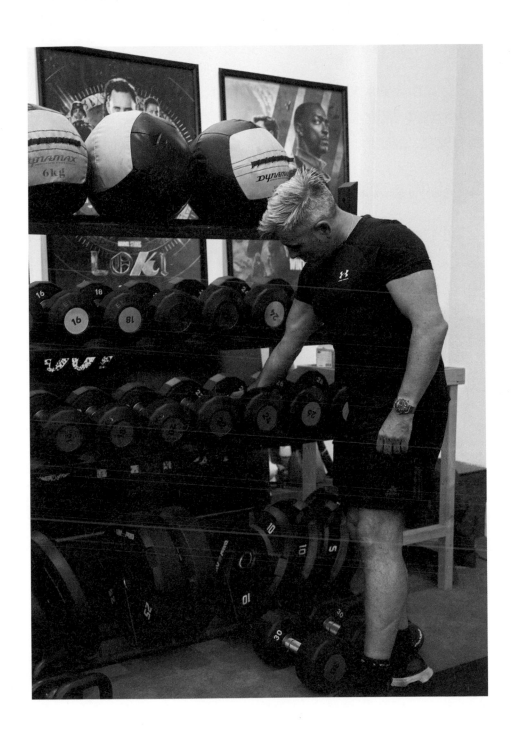

星期一：練腿

如果你發現你快抽筋了、肌肉比平常緊繃，或是疲勞感太快湧現，請中斷訓練，補充水分和做些伸展。繼續訓練前，一定要好好傾聽你身體的聲音。練腿的時候，膝蓋要盡可能保持柔軟，因為你要練的是肌肉，不是關節。一旦你把膝關節鎖死了，你就會把所有的重量和壓力都壓在關節上面，但肌肉才是你需要鍛鍊的對象，它們才能使你的雙腿愈來愈強健。

星期二：練上半身

一定要徹底活動關節，把每次的動作都從頭到尾地確實做到位，而非短促的重複動作。在練上半身的動作時，要盡可能拉長肌肉組織感受到張力（tension）的時間，這麼做可以讓你得到最佳的訓練成效。膝蓋的部分則要保持柔軟，這樣你才能保有彈性。

星期三：動態伸展（也適用於每天鍛鍊後的伸展）

伸展最重要的就是「充分掌控」你的身體，這部分你可以透過控制執行動作的速度做到。你會徹底支配自己的身體，包括呼吸。用鼻子吸氣，讓你的肺臟充滿空氣，然後屏住呼吸，用嘴巴吐氣，緩緩地呼出所有空氣。在你感覺到暢快的痠痛感前，請持續順著伸展動作拉展身體。痠痛感出現時，保持這個姿勢一段時間，待痠痛感消失後，再把動作的伸展度增加 10%，此時你應該會感覺到一股可以忍受的不適感。等這股不適感消失後，再把伸展度增加 10%，然後慢慢放鬆。掌控動作是關鍵，因為伸展運動是個雙面刃，做得對可以為你的體能大加分，但做得

不對就會大扣分。所有的伸展動作都應該由你的肌力主動完成，而非靠重力被動完成。

星期四：練核心

核心是全身最常被過度訓練的部位。大家在訓練核心肌群時，似乎都以為愈操愈好，所以他們每天都會把這些肌群練到精疲力竭，不給它們恢復和適應鍛鍊的時間（受鍛鍊的肌肉會依照受到的刺激，自然而然地調整成可承受該鍛鍊的狀態）。你在練核心的時候，也必須給予它們其他肌肉享有的待遇。另外，你或許不知道，在練腿和練上半身的時候，其實也會用到核心肌群，所以除了星期四之外，你在其他幾天也會練到它們。你不一定要一口氣做完某組動作，但在稍作休息之後，一定要繼續做完剩下的動作，完成所需的重複次數（這一點每一天都適用，不是只有星期四才如此）。

星期五：練全身

如果你發現星期五的訓練會把你的心率拉得更高，請不要驚慌——這是因為這一天的訓練會鍛鍊到更多的肌群，所以你的心臟會更強力的搏動，讓心血管系統把更多的血液和氧氣送往全身的各個肌群。原則上，你的最大心率應該能達到每分鐘（220—你的年齡）下。因此，與其煩惱心率變高，倒不如好好享受這種賣力鍛鍊的感覺，它會大量提升腦內啡的分泌量，讓你用歡快的心情迎接週末。

星期六：自由活動

　　做一些你喜歡的活動，這個活動可以是跑步、騎自行車、健行、打網球，或是與家人共度充滿活力的一天。總之，就是用你想要的方式活動身體，但至少要動一個小時。雖然星期一到星期五的鍛鍊必須依照既有的安排進行，但星期六的活動就不必這麼拘謹，可以依照個人喜好，隨意安排你喜愛的消遣。說不定你做這份挑戰的原因，就是為了讓自己更能駕馭你喜歡的運動或活動，而星期六正是階段性驗收你當前能力和能量的好機會。或者，你也可以利用這一天做一些你以前沒做過的事情。體能的提升會連帶提振你的自信，讓你勇於嘗試不熟悉的事物。你愈能感受到自己的能力，就會愈願意嘗試新的運動和活動，此舉不但能提升你的活動意願，還能維持你的健身動力。

星期日：休養身心

　　今天是休養身心的日子。沿著海邊、湖畔、河岸，或在鄉村裡走走吧！我總是會對演員說：「出去走走吧！大自然是最適合休養身心的地方。」尤其是夏天。大自然會為你的感官帶來全面的刺激，這對身心健康非常有幫助。

　　休養身體的方法不是只有躺在按摩床上給人放鬆（雖然你可能會想要這麼做），睡懶覺、冥想、做一些瑜伽或皮拉提斯的動作，或是洗個桑拿或蒸汽浴都是不錯的選擇。對任何一套健身計畫而言，休養身體都是非常重要的一環，因為如果每次訓練後你都沒有適當地休養身體，你的體能就無法有任何進步。你可能會想要利用筋膜按摩槍、電療或冷水浴促進身體修復，甚至是預約按摩師、整骨醫師或整脊師幫你調整一下

身體的狀態。

　　星期日也是你回顧整週，好好肯定自己的機會。你可以想想過去這一週，自己為這份計畫付出了多少的努力——是 70%、80% 還是 90%，或是你有徹底貫徹這份計畫嗎？下週你能為此付出 100% 的努力嗎？

每週總覽

　　別忘了善用每章最後的重點整理，我以表格的方式，把當週的所有訓練內容簡要列出，方便你在健身房檢閱每日的鍛鍊菜單。在表格的對頁，我也會針對營養補給和身心健康方面，提供你一些每週的相關建議，幫助你在新的一週以更好的狀態面對接下來的鍛鍊。

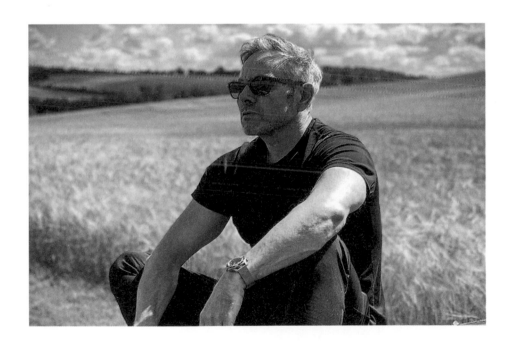

鍛鍊前 & 鍛鍊後

熱身

開始鍛鍊前，請先做一些會讓你覺得舒服的活動，任何活動都可以。如果你對「熱身」的生理學有點了解，就會發現熱身並不會真的讓身體變熱——你的核心溫度並不會因此變高。儘管熱身對生理的影響不如你想像中的那樣大，但熱身可以幫助你為接下來的挑戰做好心理準備——將你的大腦切換到活動模式。

你一定要知道，每一個人都不一樣，所以適合其他人的熱身活動，不見得適合你。但無論你要用什麼活動熱身，都不要在拉伸的過程中對肌肉造成過大的負擔，因為這樣你在正式進入鍛鍊時，就會無法充分發揮自己的實力。你可能會發現，在前一天晚上預想一遍隔天的鍛鍊內容，並安排相對應的熱身活動，可以讓你得到更好的鍛鍊成效，因為這能讓你在腦中先把接下來的訓練演練一遍，提早建立正確的健身心態。

收操

鍛鍊後做些伸展不僅會讓你覺得很舒服，還會讓你的身體和腦袋接收到鍛鍊已經結束的信號。你的心率會逐漸變慢，整個人也會

進入到比較平靜的狀態，開始為明日的訓練養精蓄銳。

　　接下來我要介紹你一些伸展動作，它們很適合當作你星期一練腿、星期二練上半身，或星期四練核心的收操（因為星期三的鍛鍊涵蓋動態伸展，所以這一天的鍛鍊結束後，就不需要再做其他的伸展來收操）。如果你想以更多元的方式伸展肢體，也可以去做我在本書稍後，為動態伸展所安排的伸展動作。星期五做完練全身的鍛鍊後，你可以從星期一的腿部伸展和星期二的上半身伸展，隨意挑選幾個動作當作當日的收操。另外，你不是只有在鍛鍊後才可以做伸展動作，在鍛鍊中的每個訓練動作之間，你也可以視個人需要，利用伸展動作舒展一下肢體。

星期一　腿部伸展

站姿小腿拉伸

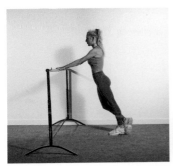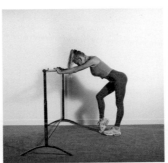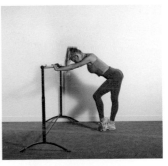

雙掌抵著牆面（或握著橫桿），一條腿往後放，靠著另一條腿的後側。髖部往前傾，前腳的腳跟持續平貼地面，伸展小腿。回到起始姿勢，雙腳腳掌平貼地面。踮著腳，原地踩踏地面幾秒鐘──即雙腳的腳趾不離地，僅輪流抬起兩腳的腳跟。接下來重複上述動作，拉伸另一條小腿。

臀肌拉伸

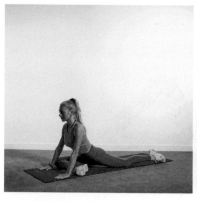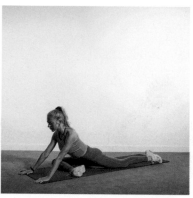

雙掌距離與肩同寬，放在身體前方的地面。一條腿往身體後側延伸，另一條腿屈膝 90 度，平放於身體前側。雙掌稍微往前推一些，感受臀肌的拉伸。

大腿後肌拉伸

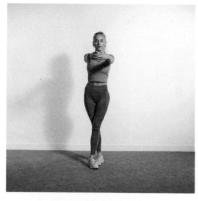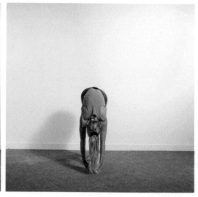

一條腿往前放，貼著另一條腿的前側，身體盡可能往前傾，拉伸後側那條腿的大腿後肌。兩腿交換，重複上述動作，拉伸另一條腿的大腿後肌。

下犬式小腿拉伸

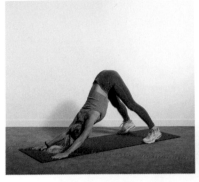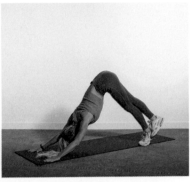

雙掌和雙腳平貼地面，距離皆與肩同寬，雙腿盡可能伸直，擺出瑜伽體式的下犬式。雙腿交叉，後側腳的腳背靠著前側腳的阿基里斯腱，感受小腿的拉伸。重複上述動作，拉伸另一條腿。

後鏈肌群拉伸

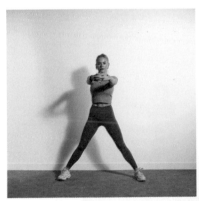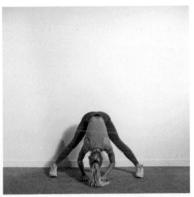

站姿，雙腳距離略寬於肩，雙膝打直，雙手交握。身體盡可能往前傾，以雙手碰到地面為目標（量力而為，如果你的筋骨沒這麼柔軟，碰不到地面也沒有關係）。做這個動作的時候，你應該會覺得很舒服，感覺到大腿後肌的拉伸。你也可以搭配一些彈震的動作，提升拉伸的強度。

伸展除了可以提升訓練部位的血流量，還可以提升體內的含氧量。

星期二 上半身伸展

胸部拉伸

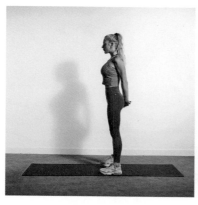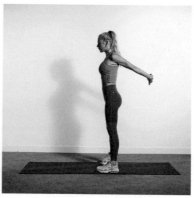

站姿,雙腳距離與肩同寬,雙臂往身體後側伸,雙手交握。
提起雙臂,感受胸部的拉伸。

肩部拉伸

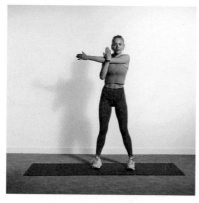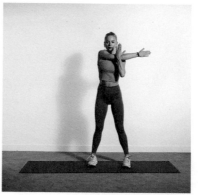

一條手臂橫放於胸前,另一條手臂放在它上方,把它往胸部
的方向擠壓。接著重複上述動作,拉伸另一側。這個伸展動
作可以保持肩膀的柔軟度,對預防運動傷害和維持良好體態
都非常有幫助。

星期四 核心伸展

眼鏡蛇式

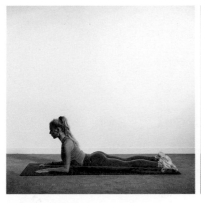 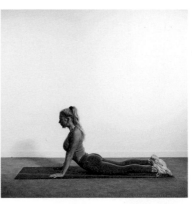

俯臥，腳尖指向身體後方。兩手前臂置於地面，距離與肩同寬。挺胸。若想要提升拉伸的強度，請略抬下巴，雙掌抵地，把身體往上推。

側腹拉伸

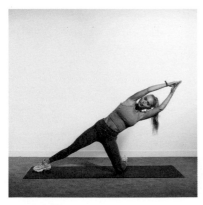

左膝跪地，右腿往右伸出，右手和右臂高舉過頭。你應該會感覺到右側的腹斜肌和肋間肌，隨著這個動作拉伸。視你右腳的位置而定，這個動作也可以稍微拉伸到同側的大腿後肌和外展肌。接著右膝跪地，以相同的方式，拉伸另一側。

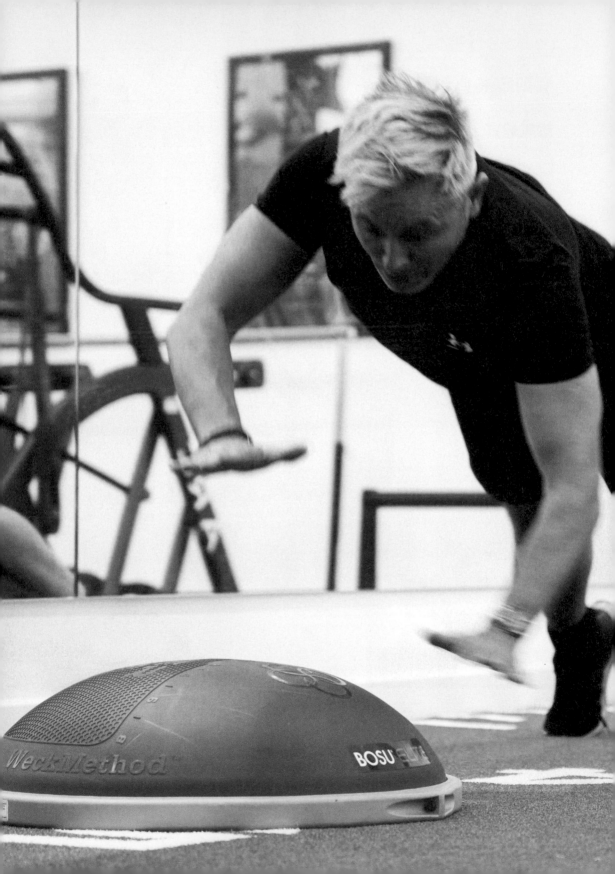

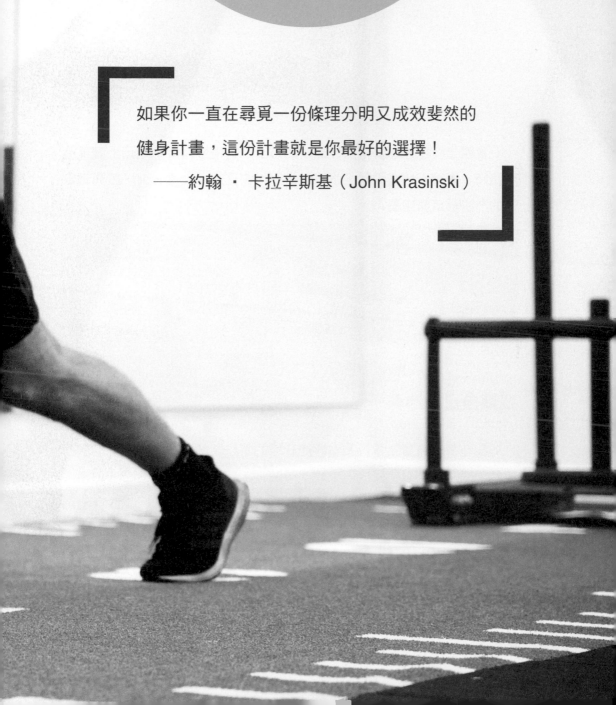

如果你一直在尋覓一份條理分明又成效斐然的
健身計畫，這份計畫就是你最好的選擇！

——約翰 ・ 卡拉辛斯基（John Krasinski）

開啟挑戰

實際上，抵達你嚮往之地最快的方法就是慢慢起步。剛踏上健身這條路時，衝得太快或太猛，很可能會讓你在正式進入挑戰前，就先把自己的鬥志都消磨殆盡。

鍛鍊架構	5-2（見 13 頁說明）	
健身輔具	☑ 阻力帶 ☑ 重訓椅 ☑ 啞鈴 ☑ 健腹輪	☑ 槓心和槓片 ☑ 跳箱 ☑ 壺鈴、槓片或啞鈴

找到自己的節奏

我在幫助演員為電影調整體能狀態的時候，第一週都不必特別激勵他們，因為他們早就對接下來的挑戰躍躍欲試。相反的，在這一週裡，我可能還會幫他們踩煞車——他們此時可能會過於熱血，所以我會建議他們稍微降低鍛鍊的強度，才不會在這份計畫中後繼無力。「熱血感」是健身者的神奇力量，但是，正如我常對客戶說的，你需要學習調控這

股能量的方法，讓自己能夠以更穩定和持久的節奏健身。如果你在第一週就對自己很嚴苛，我保證你無法堅持到第十週。

執行這項計畫的頭幾天，你應該把重點放在找到自己的健身節奏和步調，並了解自己願意為這份挑戰付出多少心力。雖然你要有強大的決心才能完成這份挑戰，但剛踏上這條路的時候，你可能會不小心衝得太快和太猛。想要穩健地完成這份健身挑戰，你一定要記住，千萬不要一頭熱地把「所有」的心力都傾注在健身上，因為在這十週的時間裡，你還必須兼顧你生活中的其他面向，例如工作和家庭。

不要把自己逼太緊

此刻你正開始打破舊有習慣，建立新的習慣。不過，假如你在第一週就要自己做出許多改變，肯定會發現這樣的變動太大了。改變習慣是一段微妙的歷程，就像在對你的身體和大腦進行一場諜對諜任務——你不會想要它們注意到你正在進行這些轉變，因為你的身體和大腦喜歡安定的生活，如果讓它們注意到這些轉變，可能就會聯手反抗你。就精神層面來說，你每天能用來處理日常事務的腦力就只有這麼多，如果你一直想著健身的事，你的腦力就會超載，讓你一直處在精神不濟的狀態，進而削弱你對隔日鍛鍊的勝任感。這種感覺會是你步上軌道的絆腳石，所以一定要注意到這一點。

運動和調整生活的方式不應該很難熬，你永遠不會想要去做一份令人消受不起的健身計畫。一旦你覺得它困難重重，像是一段必須披荊斬棘的路程，你很快就會放棄它。理想情況下，你應該讓運動自然而然地融入日常，讓它成為你生活中再自然不過的一部分。就我的經驗來看，在十週的時間裡，你除了要做到我安排的鍛鍊外，還要逐步改變一些生

活習慣。

在第一週，你可以只做出一個簡單的小改變，例如養成早上起床後和晚上就寢前，各喝一杯水的習慣，此舉可以提升你身體的含水量。你會將這些習慣一一帶入日常，並讓它們在你的生活中紮根、茁壯。等到你覺得對目前的改變上手了，就可以在日常中再加入一項新的改變。但是請千萬不要認為，你應該在第一週就把與健康有關的所有生活習慣都調整到最佳狀態，就連你的飲水和飲食習慣也不例外。

做個穩紮穩打的人

避免自己衝得太快或太猛的其中一個方法，就是把你的目標設定在合理的範圍內。你在剛開始嘗試任何事情時，一定要把短期目標的標準訂得低一些，這樣你才會覺得自己不斷以超乎標準的狀態達成目標。如果你把標準訂得太高，不但可能達不到目標，還可能覺得自己一事無成。第一週是你熟悉這套訓練的適應期，因為有很多訓練動作可能是你第一次接觸，需要學習的地方還很多；也是你養成新習慣的萌芽期，因為你會先在日常帶入一、兩個新習慣，再一步一步構築出自己在第十週要建立的生活方式。綜合上述，你一定要記住：千萬別在第一週就把油門踩到底。

> 「萬事起頭難」，千萬不要在第一週就把自己逼太緊。

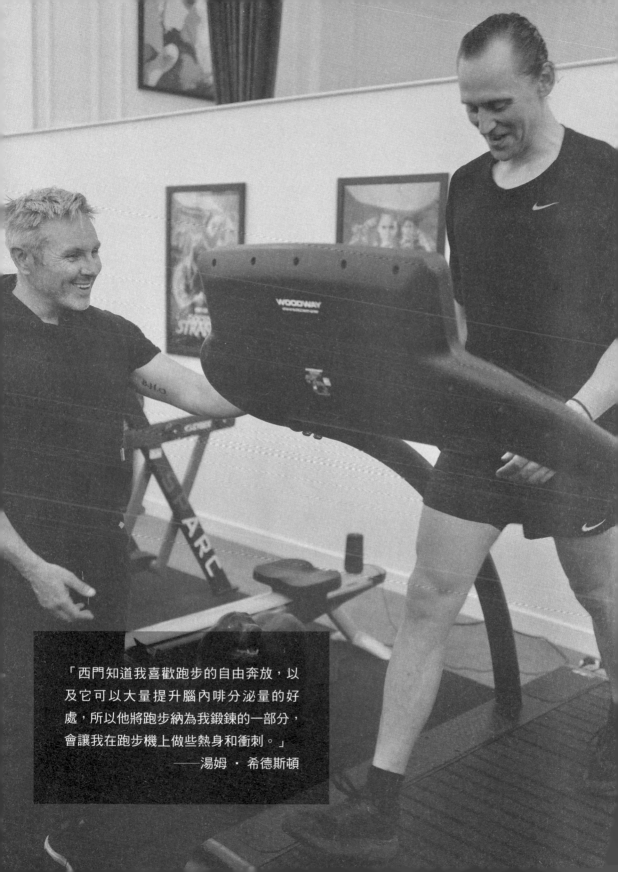

「西門知道我喜歡跑步的自由奔放，以及它可以大量提升腦內啡分泌量的好處，所以他將跑步納為我鍛鍊的一部分，會讓我在跑步機上做些熱身和衝刺。」

——湯姆・希德斯頓

腿部鍛鍊

◖ Exercise 1 深蹲

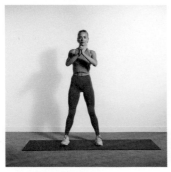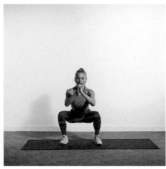

站姿,雙腳距離與肩同寬,腳尖微微朝外。身體往下降,降至膝關節呈 90 度角時,停留在這個姿勢,默數到四。腳跟發力,把身體往上推,回到起始姿勢。

◖ Exercise 2 阻力帶跨步

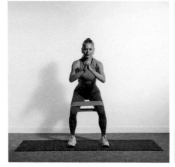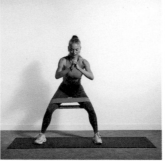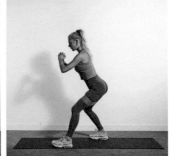

站姿,阻力帶套在雙膝上方,雙腳距離與肩同寬,微微屈膝。雙手在身前交握,直視前方。從螃蟹走開始,以蹲姿往左和往右來回小跨步,跨步的次數取決於你選擇的訓練強度。阻力帶保持在繃緊的狀態,左腳往前跨約 10 英吋或 25 公分後,右腳跟著往前跨相同的距離,然後把左腳往後收,右腳再跟著往後收。

Exercise 3 弓箭步

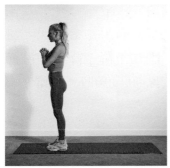 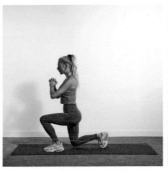 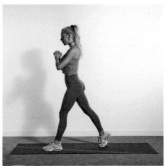

站姿，雙腳距離與肩同寬。一腳往後跨，接著讓該腿
往下降，讓膝蓋輕觸地面。往上推，回到起始姿勢。
視你選擇的訓練強度，重複上述動作數次。換另一腳
做弓箭步，重複次數相同。

Exercise 4 單腳登箱

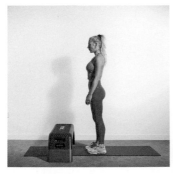 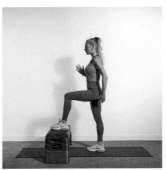 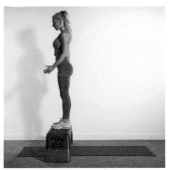

站在跳箱後方約 10 英吋或 25 公分的位置，雙腳距離與肩同寬，雙臂放在
身體兩側。雙腳依序往前踏上跳箱，接著後上的那一條腿先下跳箱，另一
條腿再退回地面，回到起始姿勢。視你選擇的訓練強度，重複上述動作數
次。換另一腳做單腳登箱，重複次數相同。（安全起見，上、下跳箱時，
請不要用跳的，這對你沒有好處。）

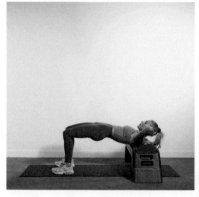 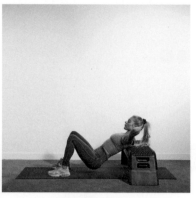

仰躺，肩胛骨靠著重訓椅，屈膝 90 度，雙腳距離與肩同寬。
臀部往下降，降到與地面相距約 1 英吋或 2.5 公分的位置。臀
肌收緊，穩定地把臀部往上推，回到起始姿勢。

喚醒你的身體，讓它動起來，做好迎接
這份挑戰的準備。

第1週 星期二 上半身鍛鍊

Exercise 1 伏地挺身

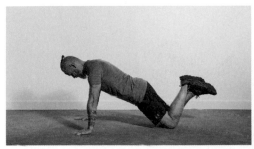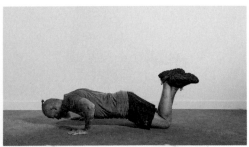

雙手距離與肩同寬，平貼地面。如果你不太會做伏地挺身，可能會覺得「跪姿伏地挺身」比較好上手：膝蓋跪地，腳踝在身後交叉。身體往下降，降到手肘呈 90 度角的位置。往上推，回到起始姿勢，出力時吐氣。

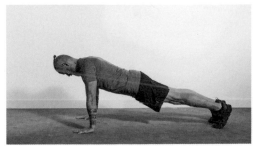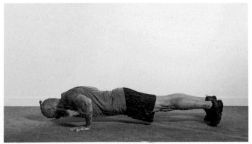

要提升訓練強度的話，請以雙膝離地、雙腿打直，還有背部和頸部保持在正中位置的姿勢，用相同的方式做伏地挺身。若想讓訓練強度再更上一階，還可以搭配啞鈴做這個訓練動作：雙手由平貼地面，改由緊握啞鈴，這種伏地挺身的手腕會呈現打直的姿勢，可以讓你把身體降得更低。

Exercise 2 肩部綜合訓練

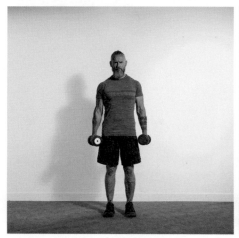
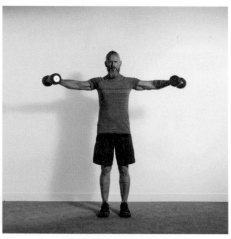

首先是側平舉，請以微微屈肘的姿勢，將兩手的啞鈴往身體兩側舉起，舉到與肩膀等高的位置。回到起始姿勢，並從側平舉轉換到肩推的動作。

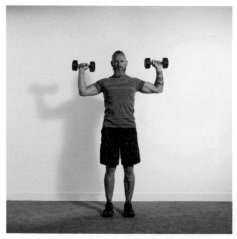
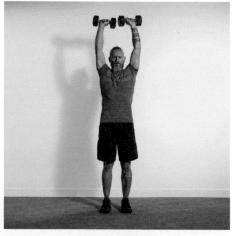

手握啞鈴，使雙臂以 90 度屈肘的姿勢，將啞鈴舉在距離耳朵約 6 英吋或 15 公分的位置。高舉啞鈴，讓它們輕輕地靠在一起。雙臂往身體兩側降，再次回到 90 度屈肘的姿勢。

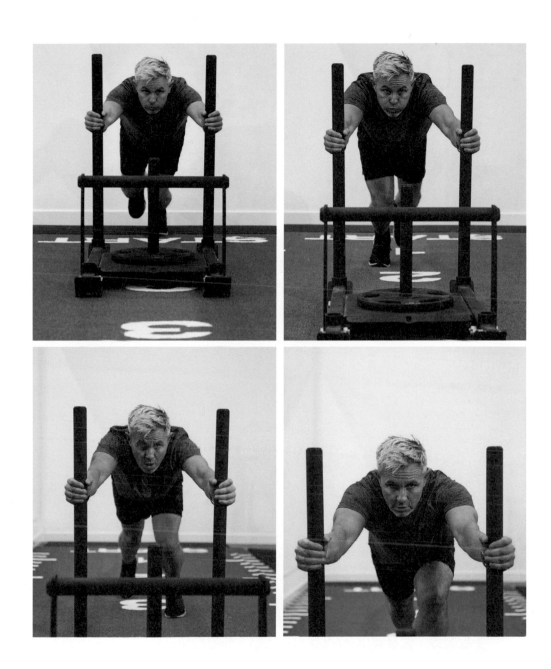

享受這份挑戰，但不要把自己逼太緊，否則你會沒辦法堅持到第十週。

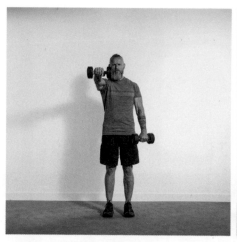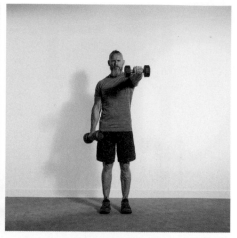

轉換到交替前平舉的動作。手握啞鈴，使它們貼著大腿，然後以微微屈肘的姿勢，將一手的啞鈴往前舉，舉到與肩膀等高的位置後，回到起始姿勢。重複上述動作，舉起另一手的啞鈴。

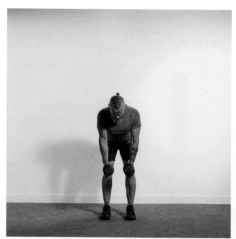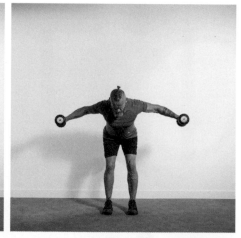

轉換到俯身划船的動作。微微屈膝，脊椎、背部和頸部保持在正中位置。雙臂懸吊於身前，啞鈴的高度要低於胸部。微微屈肘，把啞鈴往身體兩側舉，舉到與肩膀等高的位置後，回到起始姿勢。

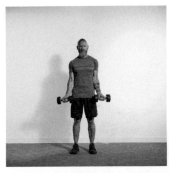 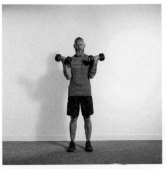 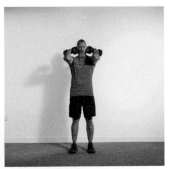

兩手各握一個啞鈴，使啞鈴離腿約 6 英吋或 15 公分，掌心朝身體前方。慢慢將啞鈴舉到與肩膀等高的位置，屈肘。手肘往上抬高幾英吋或 5 公分左右，對訓練肌群施加額外的刺激，然後回到起始姿勢。

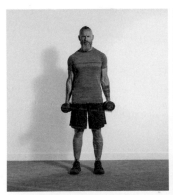 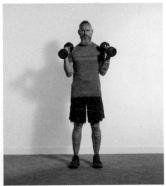

改變手的位置，掌心朝身體兩側，啞鈴貼近雙腿。把啞鈴彎舉到與肩等高的位置，然後稍微夾肘，回到起始姿勢。

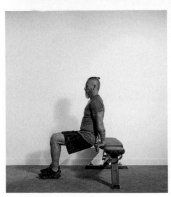 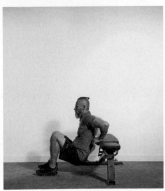

你需要準備一張重訓椅，做三頭肌撐體。在做這個動作的起始姿勢時，應該只有掌心撐在重訓椅的邊緣，手指不會碰到重訓椅，且臀部應該近乎坐在手背上。身體往下降，直到手肘呈 90 度角。返回起始姿勢。

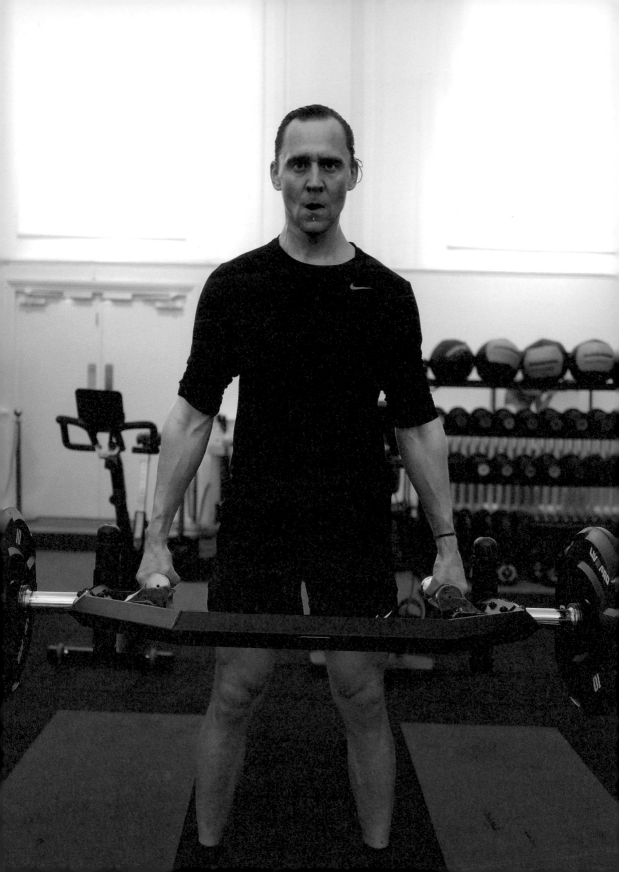

Exercise 4　槓鈴划船

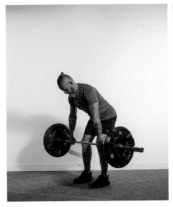
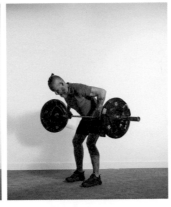

把槓鈴調整到與你能力相符的重量後，把它放在身體前方的地面。微微屈膝，背部保持在正中位置，正手握住槓心，將其舉至膝蓋的位置。用收縮背肌和擠壓闊背肌的力量，將槓鈴順著大腿往上拉到腰部。回到起始姿勢，把槓鈴降到膝蓋附近。

Exercise 5　挺舉

把槓鈴調整到適當的重量。站在槓鈴前，雙腳距離與肩同寬。正手握住槓心，背部和頸部保持在正中位置。提起槓鈴時，槓心會自然地刷過你的大腿。把槓鈴拉向胸部，手肘向前挺出，此時掌心會朝向天花板。舉起槓鈴，直到雙肘鎖死或打直。先把槓鈴降到胸部，再翻掌把槓鈴降至大腿，然後放回地面。

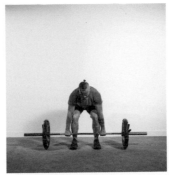
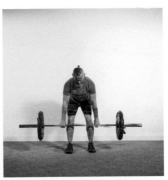
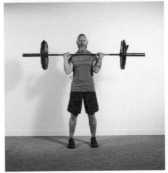
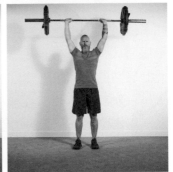

動態伸展

Exercise 1 熊爬轉鴿式

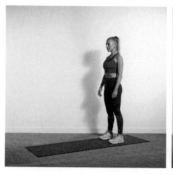
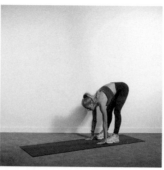
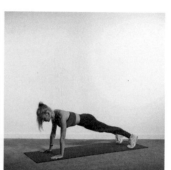

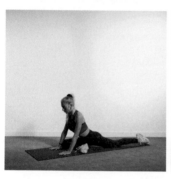
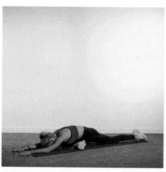
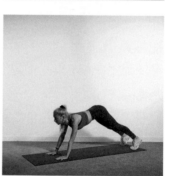

站姿，雙腳距離與肩同寬。以髖部為軸心，身體往前彎，直到雙手觸地。雙手往前爬，讓身體呈現平板式。一腳往前跨，讓該腿以屈膝 90 度的姿勢平放地面，前臂穩穩地往下降，平貼地面。等到覺得身體因為這個伸展動作變得比較舒服時，伸展手指，把雙手往前延伸，讓雙臂平貼地面、胸部位在膝蓋上方，此時屈膝的那條腿應該呈 45 度角。回歸起始姿勢時，雙手與肩同寬，將自己向上推，屈膝的那條腿往後伸，身體回到平板式的姿勢；雙手穩穩地往後爬，讓自己慢慢回到一開始的站姿。重複上述動作，伸展另一條腿。

| 10～15次 / 20～30秒 |
| 15～20次 / 30～40秒 |
| 20～25次 / 40～50秒 |

Exercise 2　熊爬轉眼鏡蛇式

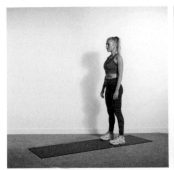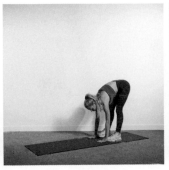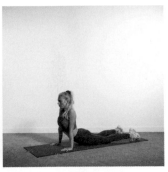

站姿，雙腳距離與肩同寬，雙手放在身體兩側。以髖部為軸心，身體慢慢往前彎，直到雙手觸地。雙手往前爬，讓身體呈現平板式的姿勢。轉為眼鏡蛇式時，胸部往前挺，髖部貼向地面。回到起始位置。

Exercise 3　仰臥起坐和坐姿轉體

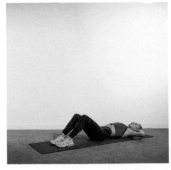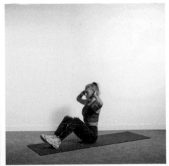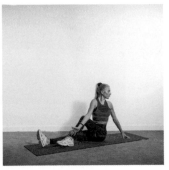

仰躺，雙腳平貼地面，雙腿屈膝，雙手放在耳後。上半身往上抬，使身體呈現屈膝坐姿；雙腿平放地面，一腿屈膝，使其腳踝貼於另一腿的膝蓋。手肘放在屈膝那條腿的膝蓋外側，扭轉身體，直到你感覺到稍微拉伸到下背部。回到起始姿勢，重複上述動作，拉伸另一側。

Exercise 4 蟹式側向伸展

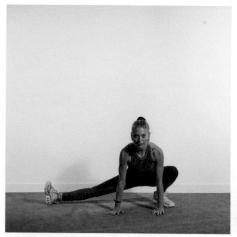

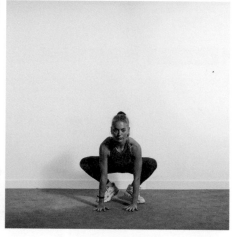

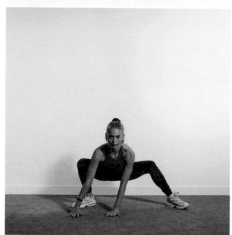

蹲姿，雙手放在身體前面。蹲著往右側爬行，然後在回到起始姿勢前，往右伸出右腳，拉伸右腿。回到起始姿勢後，改往左側爬行，同樣在回到蹲姿前，往左拉伸左腿。左右交替進行。

這類仿效動物姿態的伸展動作，可以幫助你用更自然的方式活動身體。

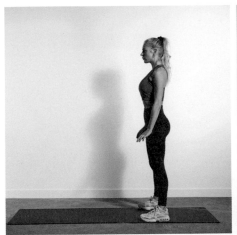

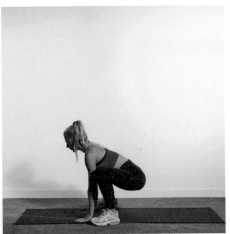

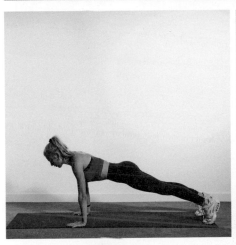

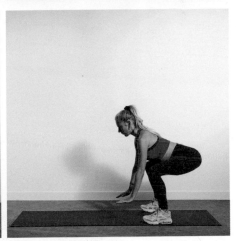

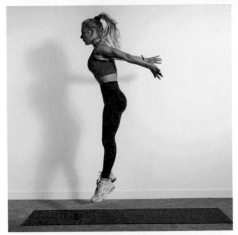

雙腳距離與肩同寬，往下蹲，直到手掌碰到地面。雙腿同時向身體後側跳，身體呈現平板式的姿勢。快速收回雙腿，膝蓋靠著胸部，往上跳。再回到蹲姿，手掌平貼地面。

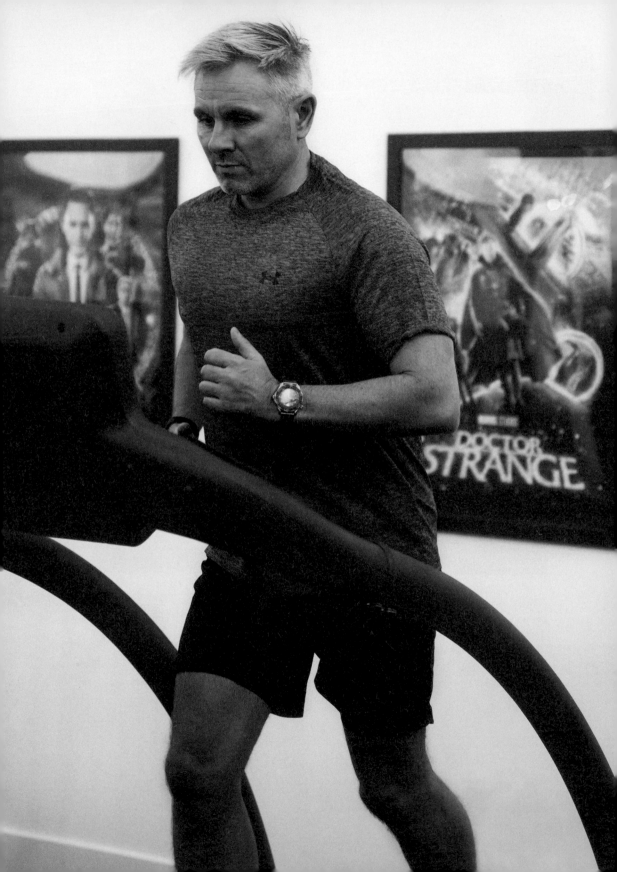

核心鍛鍊

Exercise 1 平板式、平板式屈體、平板式拍肩

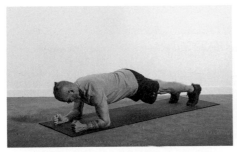 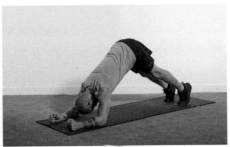

做出肘撐平板式：臉朝地面，髖部離地，前臂平貼地面，臀肌和核心肌群收緊，背部保持在正中位置。接著，臀部往上抬，讓身體呈現屈體前彎的姿勢。回到起始姿勢的平板式。

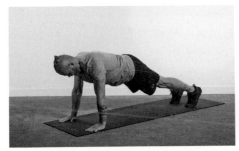 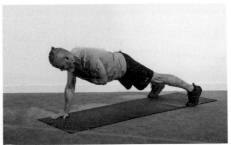

從肘撐平板式轉換成掌撐平板式：掌心撐地，雙手平貼地面，就跟伏地挺身的起始姿勢一樣。抬起左臂，輕拍右肩，然後把左臂撐回地面。以相同的方式，抬起右臂，輕拍左肩。

捲腹、抬腿收腹、腳跟離地交錯

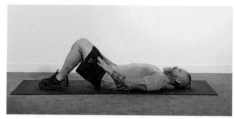 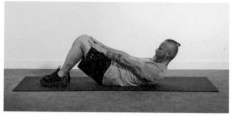

捲腹：仰躺，雙腳平貼地面，距離與肩同寬，雙手放在大腿上。雙手滑至膝蓋上方，將身體帶起，背部要保持在正中位置。回到起始姿勢。

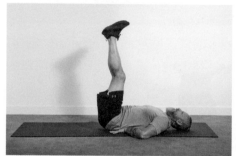 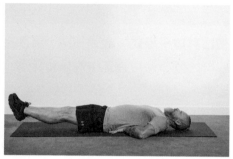

抬腿收腹：仰躺，雙腿往上抬到與地面垂直。雙手滑到尾骨下方，支撐下背部。慢慢將雙腿降至離地 6 英吋或 15 公分的高度。腹部持續出力、保持在收緊的狀態，下背部往地面的方向壓。回到起始姿勢。

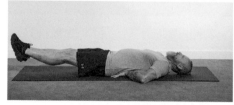 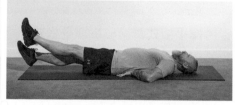

腳跟離地交錯：保持仰躺姿勢，雙手再次滑到尾骨下方。雙腿抬離地面 6 英吋或 15 公分，保持在打直的狀態。接下來，將一腿往下降，降到腳跟離地 2 英吋或 5 公分的時候，往上抬，然後重複上述動作，將另一腳往下降，兩腿交替進行。

健腹輪跪姿滾動

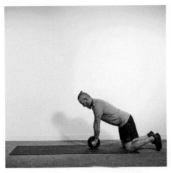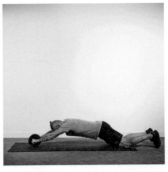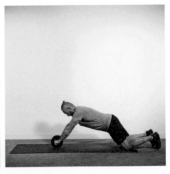

雙膝跪地，雙手握住放在身體前方的健腹輪。推著健腹輪往前滾動，推到你感覺到核心肌群在出力時，停止滾動，停留在那個位置兩秒鐘，然後回到起始姿勢。想讓健腹輪鍛鍊到更多元的腹部肌群，你可以嘗試用不同的姿勢和角度做上述動作，譬如先往左滾動，再往右滾動，最後再筆直向前滾動。

斜腹側展

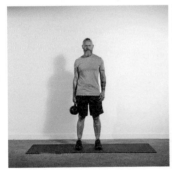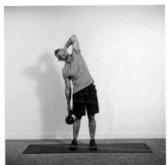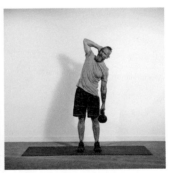

站姿，雙腳距離與肩同寬，握有壺鈴、槓片或啞鈴的那隻手打直（負重量取決於你的個人狀態），另一隻手放在頭頂。讓你的身體朝負重的那一側下降，降到你感覺到核心肌群、腹部肌群和腹斜肌都在出力，且手中的負重物低於膝蓋的位置。回到起始姿勢，重複上述動作，換另一側做斜腹側展。

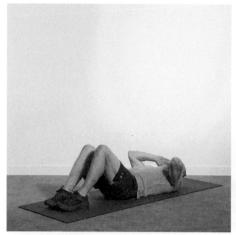

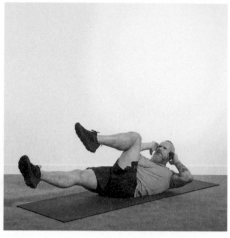

仰躺，雙手放在太陽穴上。抬起左膝，用右手肘觸碰左膝。回到起始姿勢，再以相同的方式，抬起右膝，用左手肘觸碰右膝。

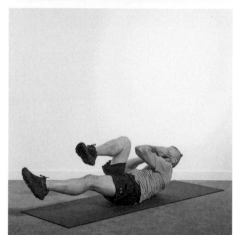

打破舊有的習慣，就像是給了自己建立新習慣的能力。

第 1 週
星期五

全身性鍛鍊

10～15次 / 20～30秒
15～20次 / 30～40秒
20～25次 / 40～50秒

Exercise 1：你最弱的腿部訓練動作
Exercise 2：伏地挺身（請見第 41 頁）
Exercise 3：阻力帶跨步（請見第 38 頁）
Exercise 4：槓鈴划船（請見第 47 頁）
Exercise 5：挺舉（請見第 47 頁）

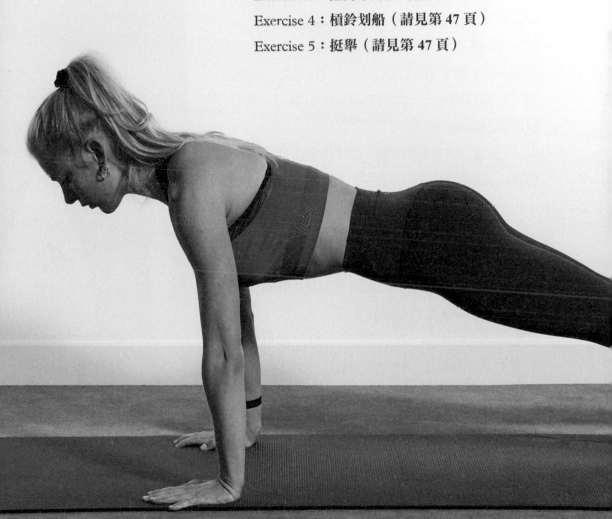

重點整理

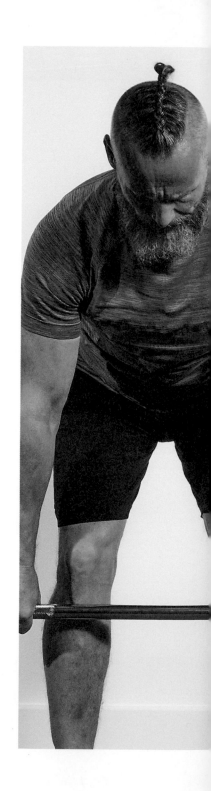

營養補給

- 養成早上一起床就喝水的習慣。
- 開始限制砂糖、精製糖的攝取量,避免血糖劇烈波動。這一點很重要,大起大落的血糖,會讓你的能量狀態也大起大落。
- 留意精製碳水化合物的攝取量。「精製」(refined)表示經過高度加工,例如白色的麵包、米飯或麵食。如果你想減少熱量攝取,此舉對管控熱量很有幫助。
- 這是嘗試新食物的好時機,能讓飲食更豐富,還能讓消化道更有效率地運作。

身心健康

- 把睡眠放在第一順位。如果你想讓身心得到充分的補給和修復,就必須好好休息。
- 何不試試在睡前喝一杯「安眠」茶呢?準備睡前飲品的這一個舉動,會對身體發送信號,讓它知道已經到了睡覺的時間。
- 理想情況下,在睡前的至少一個小時,不要看手機或做任何會刺激大腦的事。

星期一 腿部鍛鍊	1. 深蹲 2. 阻力帶跨步 3. 弓箭步 4. 單腳登箱 5. 臀推
星期二 上半身鍛鍊	1. 伏地挺身 2. 肩部綜合訓練 3. 手臂綜合訓練 4. 槓鈴划船 5. 挺舉
星期三 動態伸展	1. 熊爬轉鴿式 2. 熊爬轉眼鏡蛇式 3. 仰臥起坐和坐姿轉體 4. 蟹式側向伸展 5. 雙腳跳增強式訓練
星期四 核心鍛鍊	1. 平板式、平板式屈體、平板式拍肩 2. 捲腹、抬腿收腹、腳跟離地交錯 3. 健腹輪跪姿滾動 4. 斜腹側展 5. 肘碰膝捲腹
星期五 全身性鍛鍊	1. 你最弱的腿部訓練動作 2. 伏地挺身 3. 阻力帶跨步 4. 槓鈴划船 5. 挺舉
星期六 自由活動	出去走走，做一些你平常不會做的事，這有助你感受到自由和活力。何不在這個週末，用跑步和騎自行車體驗一下「迷你雙鐵」的魅力呢？

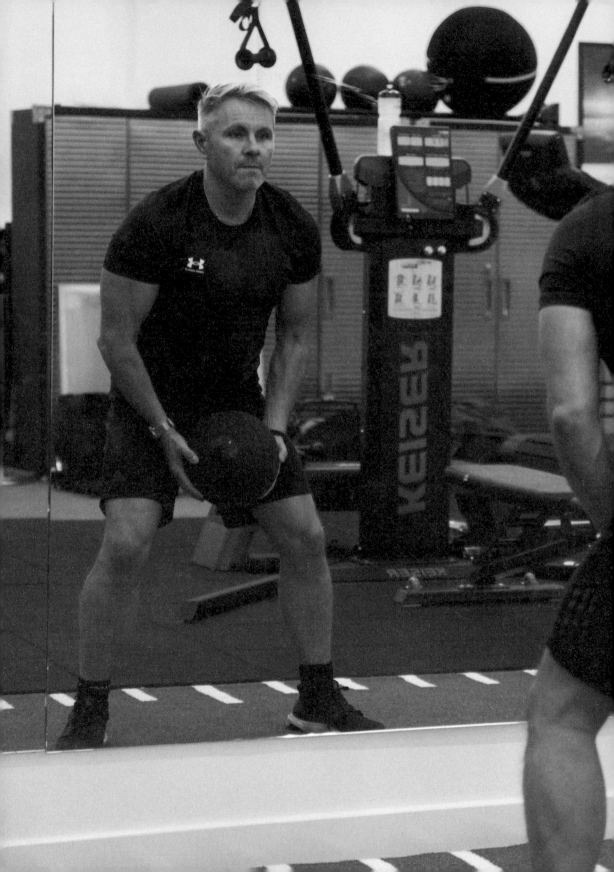

第 **2** 週

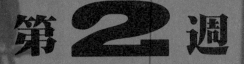

「西門是最棒的健身教練，會用全方位的方式，幫助演員調整體能狀態。這是一套成效斐然的絕佳計畫。」

——班尼迪克 · 康柏拜區
（Benedict Cumberbatch）

Feeling It

感受身心

我們都知道，心情確實會影響我們對日常事務的勝任感。我們時時刻刻都在處理自己的情緒——有時，還必須處理疲勞和荷爾蒙。但如果你能學會管理心情的方法，就能一直以正確的心態提升你的健身成果。

鍛鍊架構	5-2（見 13 頁說明）	
健身輔具	☑ 腳踝負重綁帶 ☑ 阻力帶 ☑ 槓心和槓片 ☑ 重訓椅	☑ 跳箱 ☑ 啞鈴 ☑ 壺鈴、槓片或啞鈴 ☑ 健腹輪

學習自我管理的方法，是運動員必須做的其中一門功課。在數據視覺化的幫助下，他們會知道自己的終點線在哪，又該走哪條路才能抵達那個終點；他們也會知道什麼時候該推自己一把，什麼時候又該放自己一馬，以確保在絕大數的時間裡，身心都能保持在健康的狀態。這樣的能力可以讓他們持續進步。如果你想從這份挑戰得到最大的收穫，你一定要努力做到這件事。在你覺得行有餘力的時候，推自己一把，可以加快你進步的速度；相對的，在你覺得力不從心的時候，也不要害怕偶爾

放自己一馬，以「少即是多」的心態去看待這些時刻即可，你不必每天都打破個人紀錄。

　　只要你能夠壯大自己的心理素質，你的體能狀態通常會跟著漸入佳境。對某些人來說，情況也可能完全相反，反倒是運動改善了他們的心理狀態。不過就我個人的經驗來看，在面對這樣的挑戰時，擁有正確的心態絕對是加分的，因為在你覺得自己狀態不佳時，這個心態可以幫助你挺過這些艱難的時刻。假如你是第一次執行健身計畫，那麼更是要盡早養成正確的心態。

活在當下

　　每個人不太一樣，但你可能會發現，養成在星期一早上檢視自己心理狀態的習慣，對你很有幫助（當然，如果你願意，也可以每天都這樣做）。這是一個反思自我、活在當下，並好好感受自己呼吸方式和生理機能的機會。你覺得自己今天活力充沛嗎？還是覺得自己有點心不在焉？我們可能會發現，自己在想著沒有做到哪些事，又必須做到哪些事，卻沒有全神貫注在此時此。雖然你一定會為這份挑戰設立一個目標，但你不應該太專注在未來。這份檢視心理狀態的問卷，是你在去健身房或居家健身前，花幾分鐘就能完成的。或許，你可以設個鬧鐘，提早十分鐘起床，在開啟一天之前，就在床上完成這份問卷。問卷內容請依據你的個人需求做調整，讓它能貼近你的需求，幫助你有效管理和保持心理的健康。

　　你可以問自己以下幾道問題：
- 我的呼吸好嗎？

- 我的心率好嗎？
- 我的專注力好嗎？
- 我的睡眠好嗎？
- 我的營養好嗎？
- 我的恢復好嗎？
- 我今天的動力好嗎？
- 針對我的身、心狀態，在 1 到 10 分之間，我會給自己打幾分？

　　雖然我從來不會要求我的客戶一定要定期檢視自己的心理狀態，但我總是會與他們談論這件事，如果他們認為這對他們說不定有幫助，我才會積極鼓勵他們這麼做。我們知道，大腦也是一塊肌肉，所以我們對待它的方式，就應該跟對待其他肌肉一樣——你必須壯大它，而且一定要了解它。有時這麼做會讓你苦惱煩悶，有時這麼做又會讓你獲益良多。重要的是，在面對那些時刻時，你會用什麼方式去處理它們，為自己找到一套走出紛亂心情的有效方法。檢視自己的狀態，讓自己更專注在當下，對做到這一點應該很有幫助，也對你了解自己很有幫助。

你覺得自己活力充沛嗎？每個星期一早上檢視一下自己的狀態。

對抗焦慮

專注呼吸、想像（visualization）和冥想（meditation）是處理焦慮和壓力的方法，而且三者都非常有效。值得一提的是，用鼻子呼吸對你的幫助會比用嘴巴呼吸大得多。乍看之下，用嘴巴呼吸對你的幫助似乎會比較大，因為它的孔徑比鼻孔大，照理說，應該可以讓你獲得更多氧氣。

但，事實上，用鼻子呼吸能帶給你更多好處，畢竟嘴巴主要就是用來進食和溝通的。如果你用鼻子吸入空氣，不只能獲得適量的氧氣，空氣也會以體溫的溫度進入肺臟，因為鼻子會溫熱吸入的空氣，讓肺臟更好運用它。用鼻子吸入空氣也能讓氧氣更容易送往身體各處，因為鼻子會釋放有助血管擴張的一氧化氮，從而改善你的血液循環。研究已經證實，用鼻子深呼吸對降低焦慮很有幫助，你在網路上也可以找到很多這方面的呼吸練習。

「想像」是指找出你想要的東西，感知它，並相信自己可以達成它。這個過程可以幫助你挺過難關，而且研究人員還認為，這個過程可以輔助身體修復損傷。你可能會對此感到驚訝，但研究顯示，想像能為運動員帶來正面的成果──藉由專注在你想要修復的身體部位，在腦中想像它正在癒合的畫面，大腦就會發出信號，導入正確的化學物質，幫助該部位啟動修復程序。

我也鼓勵我的客戶冥想，因為這對於提升心理健康和專注力非常有幫助。如果你還沒做過冥想，這也許就是你本週需要探索的事情。

你會先「感覺到」，再「看到」身體的變化

　　保持良好的心理狀態，能為你接下來的幾週打下良好的基礎。假如你能夠在頭幾週站穩腳步，就會開始感受到身心的變化。在這一週，你還要等一些時間才能看到身體的明顯轉變，但此時你已經可以感覺到身體的一些變化。

　　這時候如果你燃燒了身上 5 磅或 2 公斤的脂肪，這些脂肪可能不會是你腹部周圍的那層脂肪（即皮下脂肪），而會是你臟器周圍的脂肪（即內臟脂肪）。知道這一點非常重要，因為你的身體多半會優先清除心臟和肺臟周圍的脂肪，為它們創造空間和釋放壓力，好讓心血管系統的運作更有效率。或許到了第三週和第四週，等你的內在條件都調整得差不多了，身體就會改變其燃燒脂肪的順序，開始優先燃燒皮下脂肪，讓你看到收穫。這時候你就會看到身體組成的變化。但此刻，我們只需要耐住性子，好好為這些變化打下基礎。

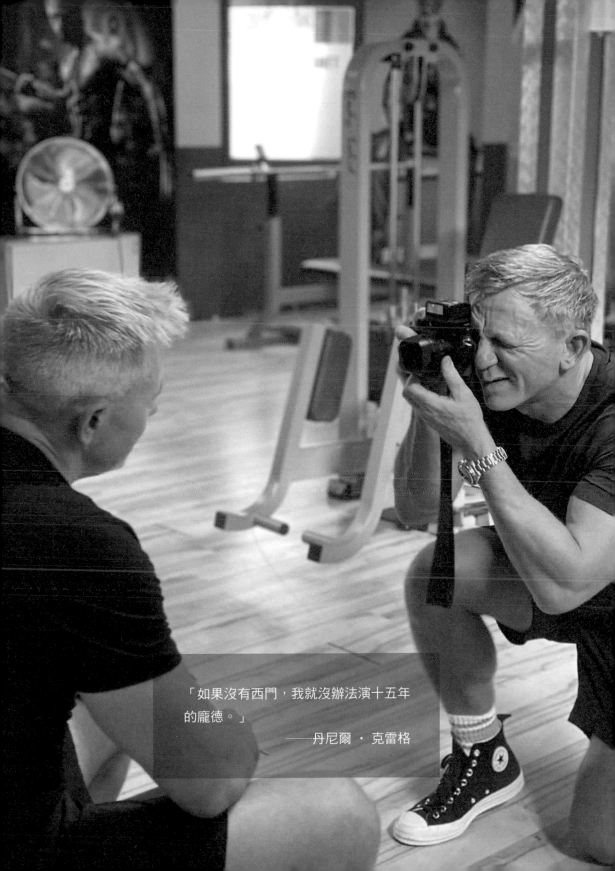

「如果沒有西門，我就沒辦法演十五年的龐德。」

——丹尼爾・克雷格

腿部鍛鍊

◖ Exercise 1 ◗ 窄距深蹲到寬距深蹲

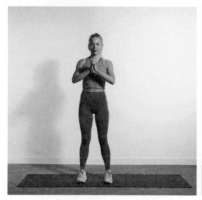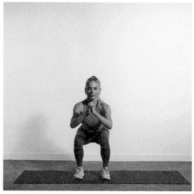

深蹲姿勢會與第一週不太一樣,這一週會以窄距和寬距的姿勢做深蹲動作。做窄距深蹲時,腳尖會朝向前方,不會微微朝外。身體往下降,降到膝關節呈 90 度角時,停留在這個姿勢,默數到四。腳跟發力,把身體往上推,回到起始姿勢。

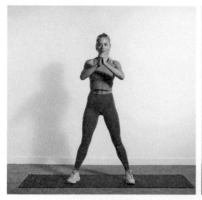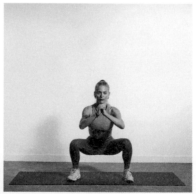

轉換到寬距深蹲時,雙腳距離拉開一些,腳尖微微朝外。身體往下降,降至膝關節呈 90 度角時,停留在這個姿勢,默數到四。腳跟發力,把身體往上推,回到起始姿勢。

Exercise 2　阻力帶跨步和側向小跳步

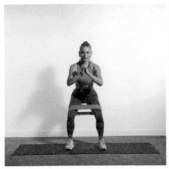
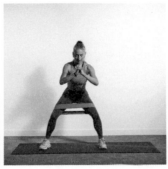
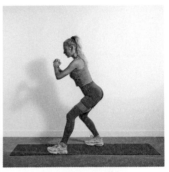

阻力帶套在雙膝上方，雙腳距離與肩同寬，微微屈膝。雙手在身前交握，直視前方。從螃蟹走開始，以蹲姿往左和往右來回小跨步，跨步的次數取決於你選擇的訓練強度。阻力帶保持在繃緊的狀態，左腳往前跨約 10 英吋或 25 公分後，右腳跟著往前跨相同的距離，然後把左腳往後收，右腳再跟著往後收。

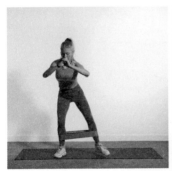
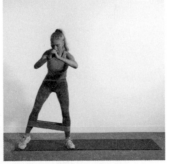

做側向小跳步時，膝關節會保持在固定的角度，背部則會保持在正中位置。將阻力帶套在膝蓋和腳踝之間的中段，且讓它保持在繃緊的狀態，根據你的訓練強度，先向左小步跳幾步，再往右跳相同的步數，回到原本的位置。

負重弓箭步

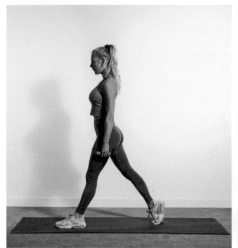 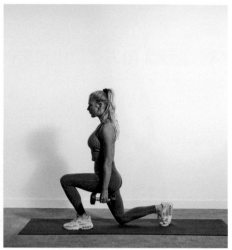

站姿,雙腳距離與肩同寬,手持一顆壺鈴或一對啞鈴。一腳往後跨,接著讓該腿往下降,直到膝蓋輕觸地面。往上推,回到起始姿勢。視你選擇的訓練強度,重複上述動作數次。換另一腳做負重弓箭步,重複次數相同。

現在你已踏入挑戰,身歷其境了。

◖ Exercise 4 ◗ 負重單腳登箱提膝

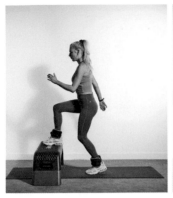
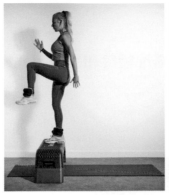
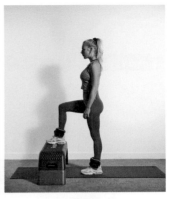

戴上腳踝負重綁帶，站在跳箱後方約 10 英吋或 25 公分的位置，雙腳距離與肩同寬，雙臂放在身體兩側。一腿往前踏上跳箱時，另一腿同時做出屈膝的動作，以單腿提膝的姿勢站上跳箱，停留一下，然後將提膝的那條腿往後。視你選擇的訓練強度，重複上述動作數次。換另一腳做單腳登箱提膝，重複次數相同。

◖ Exercise 5 ◗ 負重臀推

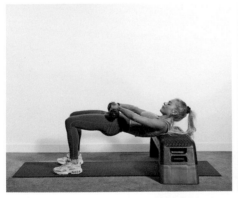
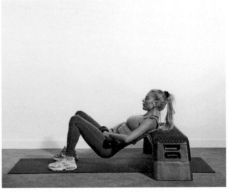

手持一對啞鈴，仰躺，肩胛骨靠著重訓椅，屈膝 90 度，雙腳距離與肩同寬。啞鈴放在髖骨上方，臀部往下降，降到它與地面相距約 1 英吋或 2.5 公分的位置。臀肌收緊，穩定地把臀部往上推，回到起始姿勢。

上半身鍛鍊

Exercise 1 伏地挺身搭配啞鈴和變換手距

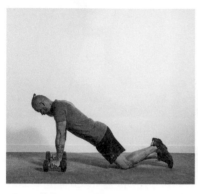 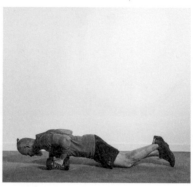

變化是強化身體適應力的關鍵。變換雙手的距離時,請以你的肩膀為基準,調
整雙手之間的距離;它們可以與肩同寬,也可以比肩膀略窄或略寬。身體往下
降,降到手肘呈 90 度角的位置。往上推,回到起始姿勢,出力時吐氣。

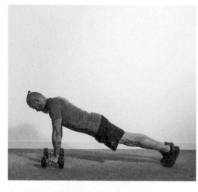 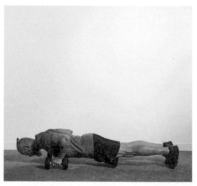

如果你是剛接觸健身的人,可以從「跪姿伏地挺身」做起。如果你已經有中、
高階的健身底子,想提升訓練強度的話,請以雙膝離地、雙腿打直,還有背部
和頸部保持在正中位置的姿勢,用相同的方式做伏地挺身。你可以依照自己的
狀態,決定要做幾次,重複次數不見得要一樣,只要能滿足你的訓練強度即可。
或許你會選擇用做起來最輕鬆的姿勢多做幾次,也或許你會想要挑戰自己,選
擇用你覺得最吃力的姿勢多做幾次。

Exercise 2 肩部綜合訓練

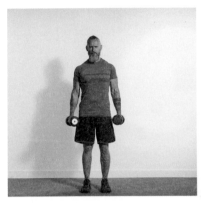 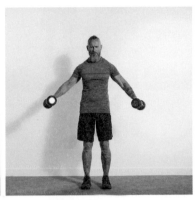

首先是 45 度角側平舉，你的雙臂只會向上舉 45 度，這個姿勢會讓肌肉一直處在相同的緊繃狀態。在做 45 度角側平舉時，請以微微屈肘的姿勢，將兩手的啞鈴往身體兩側舉起，舉到與身體夾 45 度角的位置。

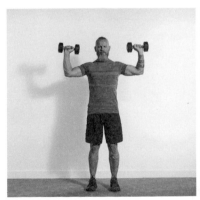 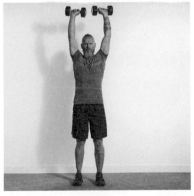

回到起始姿勢，並從側平舉轉換到肩推的動作。手握啞鈴，使雙臂以 90 度屈肘的姿勢，將啞鈴舉在距離耳朵約 6 英吋或 15 公分的位置。高舉啞鈴，讓它們輕輕地靠在一起。雙臂往身體兩側降，再次回到 90 度屈肘的姿勢。

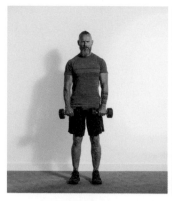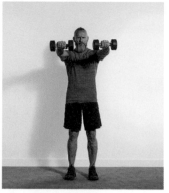

轉換到前平舉的動作。手握啞鈴，使它們貼著大腿，然後以微微屈肘的姿勢，將它們同時往前舉，舉到與肩膀等高的位置後，回到起始姿勢。

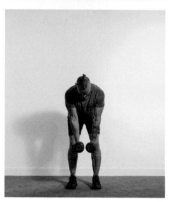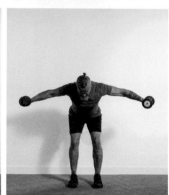

轉換到俯身划船的動作。微微屈膝，脊椎、背部和頸部保持在正中位置。雙臂懸吊於身前，啞鈴要位在胸部下方、與膝等高的位置。微微屈肘，把啞鈴往身體兩側舉，舉到與肩膀等高的位置後，肩膀稍微往後收緊，然後回到起始姿勢。

◖ Exercise 3 ◗ 手臂綜合訓練

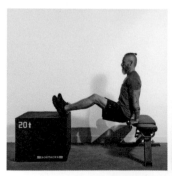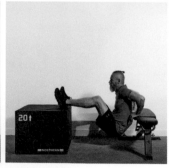

訓練請見 45 頁，最後做三頭肌撐體時，若想增加阻力，可以準備兩張重訓椅，把雙腳抬到另一張重訓椅上。身體往下降，直到手肘呈 90 度角。返回起始姿勢。

槓鈴划船增強式訓練

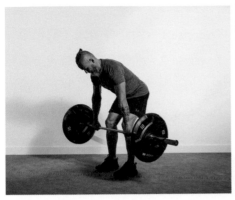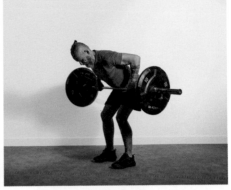

把槓鈴調整到與你能力相符的重量後，把它放在你身體前方的地面。微微屈膝，背部保持在正中位置，正手握住槓心，將其舉至膝蓋的位置。用收縮背肌和擠壓闊背肌的力量，將槓鈴順著大腿往上拉到腰部。

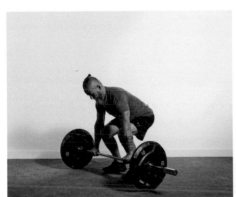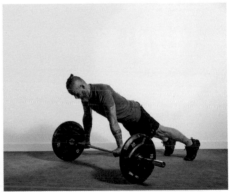

把槓鈴放回地面。做增強式訓練時，手握槓心，雙腳先同時往身體後側跳，再同時往槓心的方向跳。回到起始姿勢，重複數次。

Exercise 5 **挺舉（請見第 47 頁）**

第 2 週 星期三　動態伸展

10～15次 / 20～30秒	
15～20次 / 30～40秒	
20～25次 / 40～50秒	

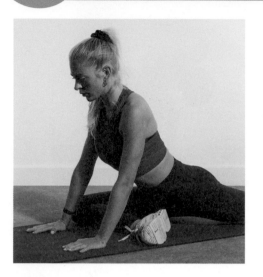

Exercise 1：熊爬轉鴿式（請見第 48 頁）

Exercise 2：熊爬轉眼鏡蛇式（請見第 49 頁）

Exercise 3：仰臥起坐和坐姿轉體（請見第 49

Exercise 4：蟹式側向伸展（請見第 50 頁）

Exercise 5：雙腳跳增強式訓練（請見第 51 頁

第 2 週 星期四　核心鍛鍊

10～15次 / 20～30秒	
15～20次 / 30～40秒	
20～25次 / 40～50秒	

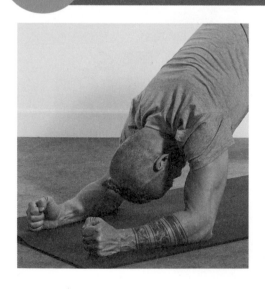

Exercise 1：平板式、平板式屈體、平板式拍肩
　　　　　　（請見第 53 頁）

Exercise 2：捲腹、抬腿捲腹、腳跟離地交錯
　　　　　　（請見第 54 頁）

Exercise 3：健腹輪跪姿滾動（請見第 55 頁）

Exercise 4：斜腹側展（請見第 55 頁）

Exercise 5：肘碰膝捲腹（請見第 56 頁）

全身性鍛鍊

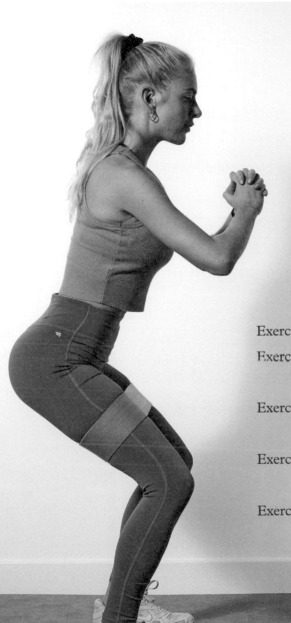

Exercise 1：你最弱的腿部訓練動作

Exercise 2：伏地挺身搭配啞鈴和變換手距
（請見第 72 頁）

Exercise 3：阻力帶跨步和側向小跳步
（請見第 69 頁）

Exercise 4：槓鈴划船增強式訓練
（請見第 75 頁）

Exercise 5：挺舉（請見第 47 頁）

重點整理

營養補給

- 吃「彩虹」飲食。盤中的食物色彩盡可能五彩繽紛，提升飲食的多樣性，吃進富含營養的食物。
- 如果平常都喝牛奶，何不試試看堅果奶？堅果奶的維生素豐富，不加糖時，熱量也比較低。
- 防患未然。如果你知道自己到了下午 3、4 點，總是會很想吃點東西，請在半小時前就先喝一杯水，並吃一份健康的點心。為了讓你能夠持之以恆的進行這項挑戰，請為自己建立一個能堅持下去的習慣。

身心健康

- 避免在睡前喝茶、咖啡或含糖飲料，因為它們會干擾你的睡眠。
- 身體喜歡規律的作息，所以請養成每晚在固定時間就寢的習慣，幫助你擁有良好的睡眠品質。
- 如果你把訓練安排在晚上，請盡量讓你完成鍛鍊的時間，與你就寢的時間相距至少兩個小時，身體才能有時間恢復平穩和好好放鬆。
- 盡可能提升健身的便利性，也就是說，訓練地點要盡量離家近，這樣找藉口缺席本週訓練的機會才會降低。

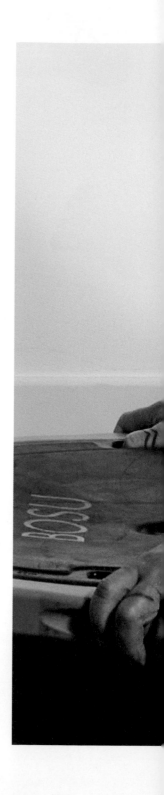

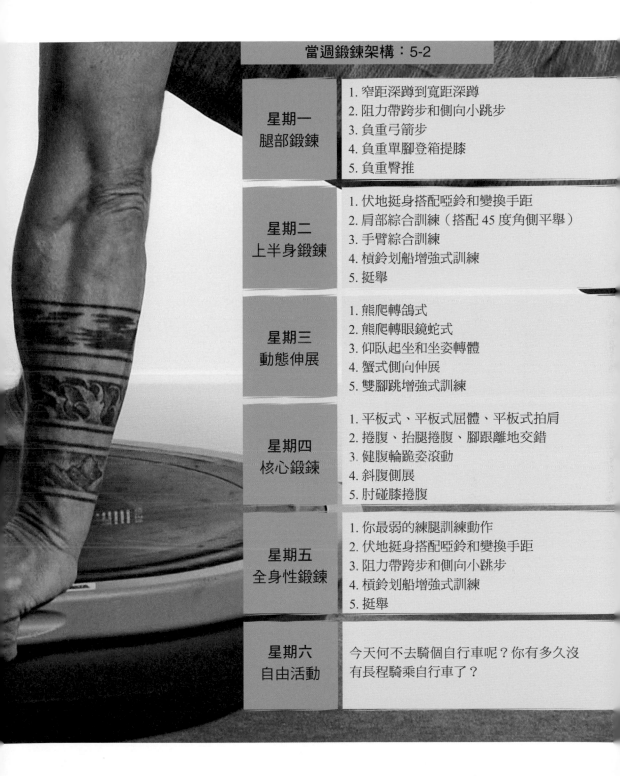

當週鍛鍊架構：5-2

星期一 腿部鍛鍊	1. 窄距深蹲到寬距深蹲 2. 阻力帶跨步和側向小跳步 3. 負重弓箭步 4. 負重單腳登箱提膝 5. 負重臀推
星期二 上半身鍛鍊	1. 伏地挺身搭配啞鈴和變換手距 2. 肩部綜合訓練（搭配45度角側平舉） 3. 手臂綜合訓練 4. 槓鈴划船增強式訓練 5. 挺舉
星期三 動態伸展	1. 熊爬轉鴿式 2. 熊爬轉眼鏡蛇式 3. 仰臥起坐和坐姿轉體 4. 蟹式側向伸展 5. 雙腳跳增強式訓練
星期四 核心鍛鍊	1. 平板式、平板式屈體、平板式拍肩 2. 捲腹、抬腿捲腹、腳跟離地交錯 3. 健腹輪跪姿滾動 4. 斜腹側展 5. 肘碰膝捲腹
星期五 全身性鍛鍊	1. 你最弱的練腿訓練動作 2. 伏地挺身搭配啞鈴和變換手距 3. 阻力帶跨步和側向小跳步 4. 槓鈴划船增強式訓練 5. 挺舉
星期六 自由活動	今天何不去騎個自行車呢？你有多久沒有長程騎乘自行車了？

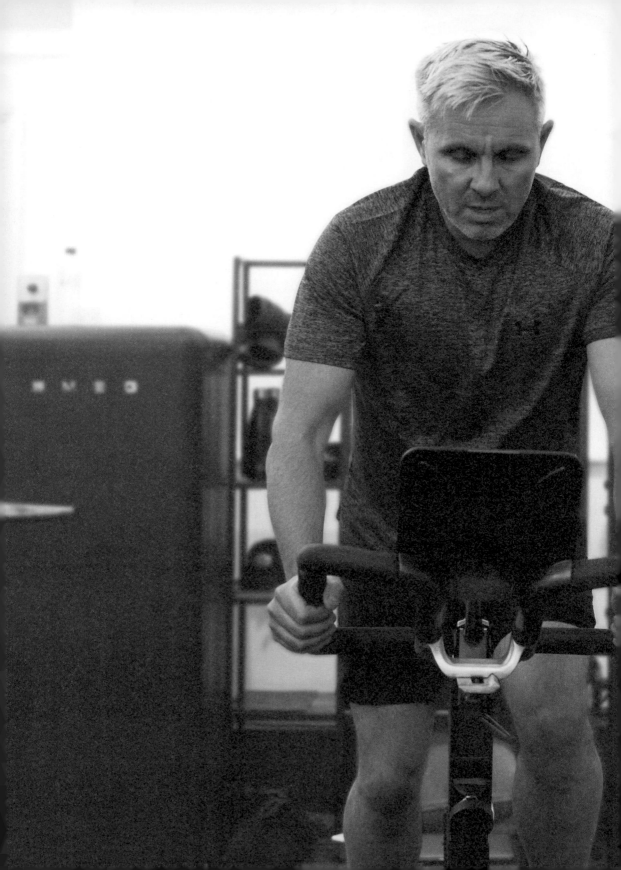

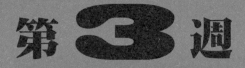

第3週

「西門直截了當、不裝腔作勢。他是一位身經百戰的健身教練。」

——瑞秋．懷茲（Rachel Weisz）

循序漸進

你的身體變得更有效率、更健康，你就需要用更多特定的營養來支應它的能量、修復和排毒。你的營養需要均衡，與你正在做的事情和希望達成的目標相輔相成。

鍛鍊架構	5-2（見 13 頁說明）	
健身輔具	☑ 阻力帶 ☑ 槓心和槓片 ☑ 重訓椅 ☑ 半圓平衡球	☑ 跳箱 ☑ 啞鈴 ☑ 壺鈴、槓片或啞鈴 ☑ 健腹輪

隨著這份挑戰一週、一週地向前推進，你的營養也會變得愈來愈重要。在剛開始的一、兩週裡，你可以從最基本的地方做起，例如清掉廚房櫥櫃中大部分的含糖零食。到了第三週，現在你應該會開始感覺到，自己已經從這份挑戰得到了一些收穫，也應該開始著手調整你在超市或網路選購食材的方式。你的身體會告訴你，現在你必須怎樣調整營養狀態。請好好傾聽它的聲音。

留意你放進嘴裡的食物，它們是你修復身體和補給能量的重要原

料；也要攝取有益健康的必需脂肪酸和油脂，幫助體內保有良好的荷爾蒙狀態（例如酪梨、堅果和某些魚類）。此時此刻，你正走在甩掉舊習慣、建立新習慣的道路上，必須持續根據身體的狀態，調整自己攝取營養的方式，支持它完成你現在正在進行的體能挑戰。

與時俱進

把你的營養看成是一項會不停變動、必須與時俱進的事情，會讓你受益良多。即使你攝取的總熱量可能都一樣，但你還是可以每週調整你「巨量營養素」的攝取比例——蛋白質、碳水化合物和好的油脂在總熱量中占的百分比。你攝取營養的方式，當然要順應你在這十週挑戰想要達成的目標。舉例來說，如果你想要減肥，你就需要處在「輸出量大於輸入量」的熱量赤字狀態，即：你消耗的熱量，要大於你吃進的熱量。

你說不定會決定把原本每天三餐的量對分，改成每天吃六「小餐」；又說不定你會比較想要用「三餐搭配點心」的方式補給營養。或者，你也可以選擇間歇性斷食，即：只在白天的六個小時裡吃東西（在進食時段開始時豐盛的吃一餐，進食時段要結束時，再吃一餐），這樣你就可以斷食十八小時。譬如，你可以在早上 9 點吃一餐，下午 3 點再吃一餐，接下來到隔天早上 9 點前，你都不會再吃任何東西。你攝取食物的方式，取決於你想要得到什麼樣的結果，還有什麼樣的飲食方式能讓你持之以恆。我始終認為，沒有什麼東西是不能吃的。如果你告訴自己，不行吃某個東西，反而會對你的注意力造成不好的影響，因為你會發現自己一直去想你不能吃的東西。因此，就心理層面而言，你還不如告訴自己，你可以吃任何你想吃的東西，適量即可。

用你更能夠持之以恆的方式飲食

如果你喜歡的話，這一週可以偶爾喝點啤酒或葡萄酒。大家在進行健身挑戰時，通常會控制飲酒量。也許你會想要在星期五或星期六晚上，喝一杯大人飲料，慶賀自己度過了這一週。這樣很好，也是比完全禁酒更能夠持之以恆的作法。我們是社交動物，所以你可能會想要和朋友或家人喝一杯，讓自己放輕鬆一點。如果你本來就有喝酒的嗜好，要你十週都不能碰酒，那麼你很可能會在完成挑戰後，一口氣把那些沒喝的都補回來。可是，千萬不要把酒精當成完成這份挑戰的獎勵——你的獎勵應該是你的健康。請記住，這份挑戰可不僅僅是十週的體能鍛鍊，它還能幫你養成一生受用的新習慣。

你的肌肉不是健身房養大的—它們是廚房養大的。

腿部鍛鍊

Exercise 1 半圓平衡球深蹲

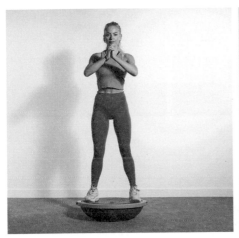 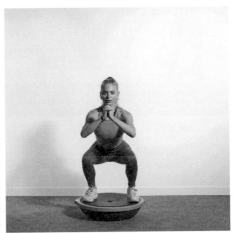

站在硬面朝上的半圓平衡球上（這會稍微增加你站在上面的不穩定度），雙腳距離與肩同寬，腳尖微微朝外。身體往下降，降至膝關節呈 90 度角時，停留在這個姿勢，默數到四。腳跟發力，把身體往上推，回到起始姿勢。

沒有什麼東西是不能吃的——
如果你告訴自己，不能吃某個東西，
反而會滿腦子都是它。

▶ Exercise 2　雙阻力帶跨步

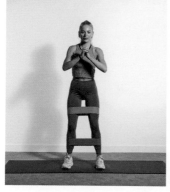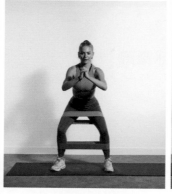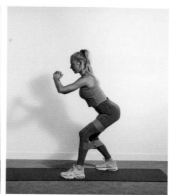

第一條阻力帶套在膝蓋上方，第二條阻力帶戴套在腳踝上方，雙腳距離與肩同寬，微微屈膝。雙手在身前交握，直視前方。從螃蟹走開始，以蹲姿往左和往右來回小跨步，跨步的次數取決於你選擇的訓練強度。

現在左腳往前跨約 10 英吋或 25 公分，感覺到阻力帶的拉扯後，右腳跟著往前跨相同的距離，然後把左腳往後收，右腳再跟著往後收。

▶ Exercise 3　跑者弓箭步登半圓平衡球提膝

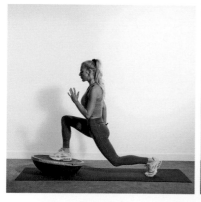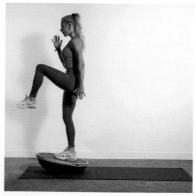

半圓平衡球硬面朝上，一腳踩在硬面的中央，身後的那條腿保持弓箭步的姿勢。把身後的那條腿往前帶，讓自己站在平衡球上，然後再把那條腿屈膝 90 度提起，單腳站立在平衡球上。回到起始姿勢。換另一腿踩在平衡球上，重複上述動作。

▶ Exercise 4 　跳箱

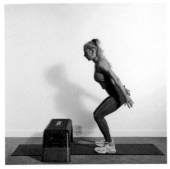
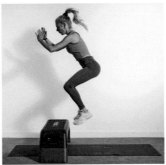
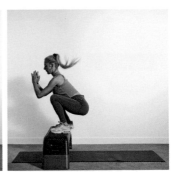

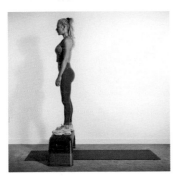

站在跳箱後方約 10 英吋或 25 公分的位置，雙
腳距離與肩同寬，雙臂放在身體兩側。做出蹲
姿，配合雙臂擺動的方向，往前跳到跳箱上。
以雙腳平貼地面的蹲姿，降落在箱面，然後伸
直雙腿，在跳箱上站直。雙腿依序往後跨，從
跳箱退回地面，回到起始姿勢。

▶ Exercise 5 　單腿臀推

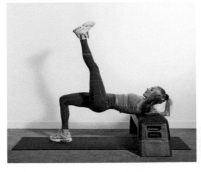
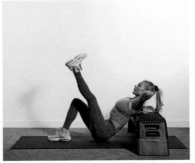

仰躺，肩胛骨靠著重訓椅，一腿筆直朝空中伸。臀部往下降，
降到與地面相距約 1 英吋或 2.5 公分的位置。臀肌收緊，把臀
部往上推，回到起始姿勢。換腿，朝空中伸，重複上述動作。

第3週
星期二

上半身鍛鍊

10〜15次 / 20〜30秒
15〜20次 / 30〜40秒
20〜25次 / 40〜50秒

Exercise 1 伏地挺身搭配半圓平衡球

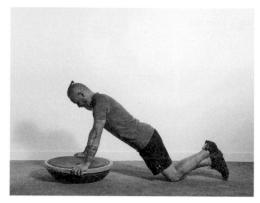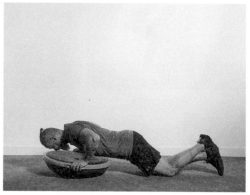

半圓平衡球硬面朝上，雙手放在平衡球的兩側。如果你很不熟悉伏地挺身，可能會覺得「跪姿伏地挺身」比較好上手——膝蓋跪地，腳踝在身後交叉。身體往下降，降到手肘呈 90 度角的位置。往上推，回到起始姿勢，出力時吐氣。

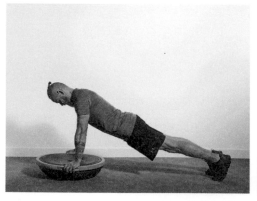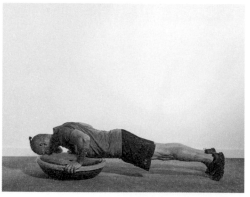

要提升訓練強度的話，請以雙膝離地、雙腿打直，還有背部和頸部保持在正中位置的姿勢，用相同的方式做伏地挺身。

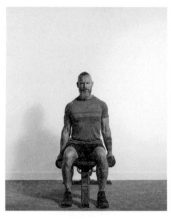
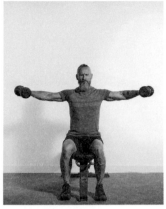

坐在重訓椅上,採取坐姿可以將上半身的肌群獨立出來,避免動用腿部的力量。做側平舉時,請以微微屈肘的姿勢,將兩手的啞鈴往身體兩側舉起,舉到與肩膀等高的位置。回到起始姿勢。

從側平舉轉換到肩推的動作。手握啞鈴,使雙臂以 90 度屈肘的姿勢,將啞鈴舉在距離耳朵約 6 英吋或 15 公分的位置。高舉啞鈴,讓它們輕輕地靠在一起。雙臂往身體兩側降,再次回到 90 度屈肘的姿勢。重複上述動作數次。

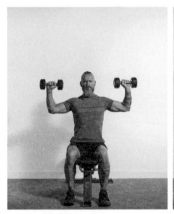
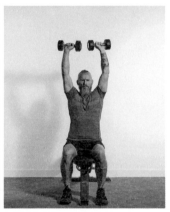

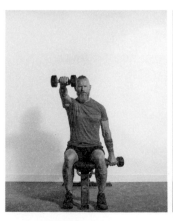
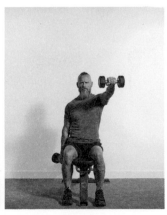

轉換到前平舉的動作。手握啞鈴,使它們貼著大腿,然後以微微屈肘的姿勢,將一手的啞鈴往前舉,舉到與肩膀等高的位置後,回到起始姿勢。重複上述動作,舉起另一手的啞鈴。

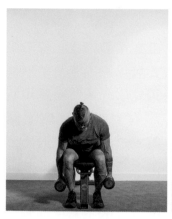
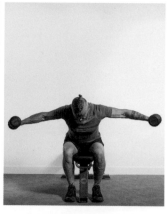

轉換到俯身划船的動作。脊椎、背部和頸部保持在正中位置。雙臂懸吊於身前，啞鈴要位在胸部下方、小腿脛骨兩側的位置。微微屈肘，把啞鈴往身體兩側舉，舉到與肩膀等高的位置後，回到起始姿勢。

Exercise 3　坐姿手臂綜合訓練

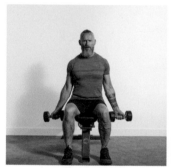
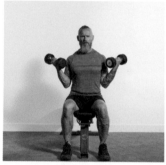
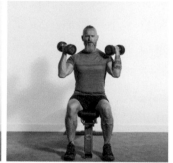

坐在重訓椅上，採取坐姿可以將肌群獨立出來。兩手各握一個啞鈴，使啞鈴離腿約 6 英吋或 15 公分，掌心朝身體前方。慢慢將啞鈴舉到與肩膀等高的位置，屈肘。手肘往上抬高幾英吋或 5 公分左右，對訓練肌群施加額外的刺激，然後回到起始姿勢。

你的身體做什麼事都想用盡全力，並以最有效率的方式完成它們；而你的工作，就是幫助它做到這一點。

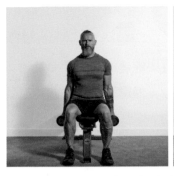 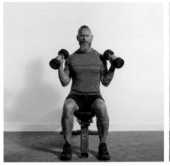 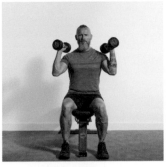

改變手的位置，掌心朝身體兩側，啞鈴貼近雙腿。把啞鈴彎舉到與肩等高的位置，然後稍微夾肘（這個動作可以對二頭肌施加額外的刺激），回到起始姿勢。

你需要準備一張重訓椅，做三頭肌撐體。若想增加阻力，可以準備兩張重訓椅，抬起雙腳做這個動作（請見第 45 頁和第 74 頁）。你在做這個動作的起始姿勢時，應該只有掌心撐在重訓椅的邊緣，手指不會碰到重訓椅，且臀部應該近乎坐在手背上。身體往下降，直到手肘呈 90 度角。返回起始姿勢。

Exercise 4　俯臥啞鈴划船

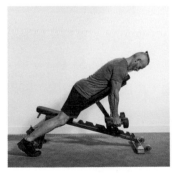 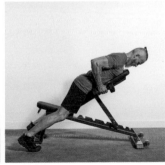

以 45 度角俯臥在重訓椅上，雙手各持一個重量適中的啞鈴，舉在身前。把兩手的啞鈴同時往身體方向拉，肩胛骨持續往身體中線夾緊，啞鈴拉至胸部的高度後，回到起始姿勢。

Exercise 5　挺舉（請見第 47 頁）

動態伸展

10～15次 / 20～30秒	
15～20次 / 30～40秒	
20～25次 / 40～50秒	

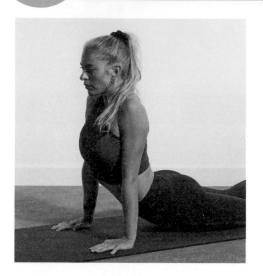

Exercise 1：熊爬轉鴿式（請見第 48 頁）

Exercise 2：熊爬轉眼鏡蛇式（請見第 49 頁）

Exercise 3：仰臥起坐和坐姿轉體（請見第 49

Exercise 4：蟹式側向伸展（請見第 50 頁）

Exercise 5：雙腳跳增強式訓練（請見第 51 頁

核心鍛鍊

10～15次 / 20～30秒	
15～20次 / 30～40秒	
20～25次 / 40～50秒	

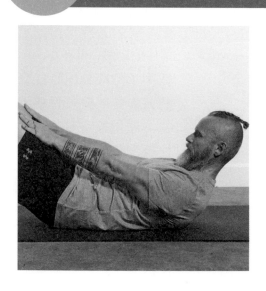

Exercise 1：平板式、平板式屈體、平板式拍
　　　　　（請見第 53 頁）

Exercise 2：捲腹、抬腿捲腹、腳跟離地交錯
　　　　　（請見第 54 頁）

Exercise 3：健腹輪跪姿滾動（請見第 55 頁）

Exercise 4：斜腹側展（請見第 55 頁）

Exercise 5：肘碰膝捲腹（請見第 56 頁）

第 3 週
星期五

全身性鍛鍊

10～15次 / 20～30秒
15～20次 / 30～40秒
20～25次 / 40～50秒

Exercise 1：你最弱的腿部訓練動作

Exercise 2：伏地挺身搭配半圓平衡球

（請見第 88 頁）

Exercise 3：雙阻力帶跨步（請見第 86 頁）

Exercise 5：俯臥啞鈴划船（請見第 91 頁）

Exercise 6：挺舉（請見第 47 頁）

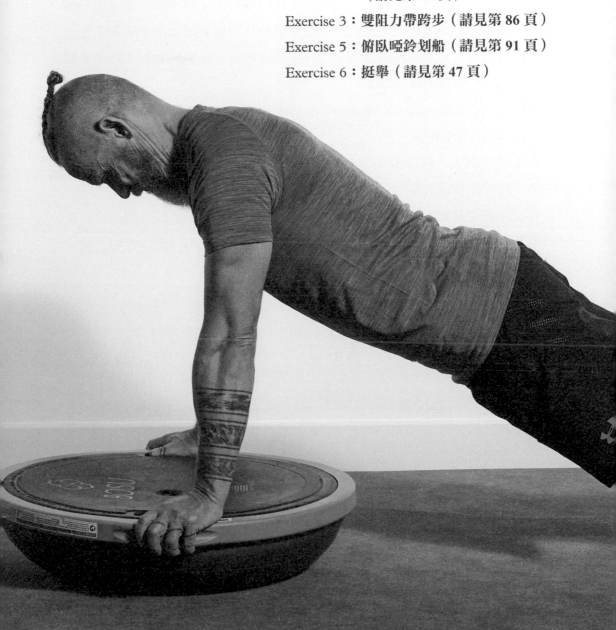

重點整理

營養補給

- 遠離超加工食品，選購新鮮、優質的食材，盡可能在家開伙，都是能扭轉你營養狀態的重大轉變。我們每天能運用的時間很有限，但不碰加工食品對你的感受有相當可觀的影響。你一定要攝取富含營養的食物，滿足身體補給能量和修復組織的需求。
- 如果你喜歡咖啡，何不在運動前半小時喝一杯咖啡，它能刺激你的大腦，幫助你進入活動模式。
- 仿效義大利人，喝濃縮咖啡時要同時喝一杯水，以確保你在提振活力之際，也有補充到水分。
- 嘗試在訓練結束的三十分鐘內吃點東西，因為那段時間是你身體最容易利用某些營養的時機。你最好吃一些含有碳水化合物和蛋白質的食物，碳水化合物能補給能量，蛋白質則有助修復。

身心健康

- 要知道，比起生理上的疲勞，心理上的疲勞更容易讓你停下腳步。這一週請你好好照顧自己，並定期檢視自己的心理狀態。
- 如果此刻你有難以入眠的困擾，或許嘗試換個房間睡，改變環境可以破除不好的睡眠狀態。
- 不用多說，我想你也知道擔心自己睡不好，反而會讓你睡得更不好。告訴自己，你有一夜好眠的能力，就算今夜你睡得不好，狀況也會很快好轉，一切都在你的掌握之中。

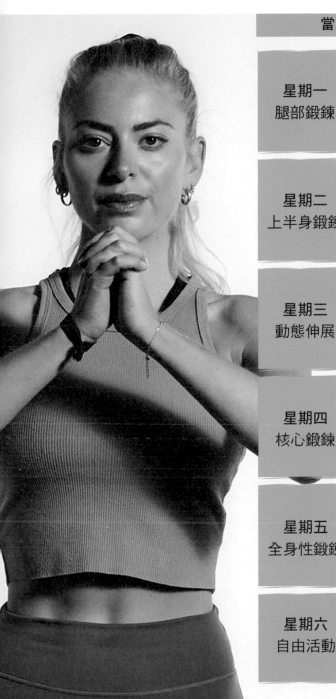

當週鍛鍊架構：5-2	
星期一 腿部鍛鍊	1. 半圓平衡球深蹲 2. 雙阻力帶跨步 3. 跑者弓箭步登半圓平衡球提膝 4. 跳箱 5. 單腿臀推
星期二 上半身鍛鍊	1. 伏地挺身搭配半圓平衡球 2. 坐姿肩部綜合訓練 3. 坐姿手臂綜合訓練 4. 俯臥啞鈴划船 5. 挺舉
星期三 動態伸展	1. 熊爬轉鴿式 2. 熊爬轉眼鏡蛇式 3. 仰臥起坐和坐姿轉體 4. 蟹式側向伸展 5. 雙腳跳增強式訓練
星期四 核心鍛鍊	1. 平板式、平板式屈體、平板式拍肩 2. 捲腹、抬腿捲腹、腳跟離地交錯 3. 健腹輪跪姿滾動 4. 斜腹側展 5. 肘碰膝捲腹
星期五 全身性鍛鍊	1. 你最弱的腿部訓練動作 2. 伏地挺身搭配半圓平衡球 3. 雙阻力帶跨步 4. 俯臥啞鈴划船 5. 挺舉
星期六 自由活動	游泳、瑜伽、皮拉提斯、跑步等，每週你都可以嘗試一些不同的活動。

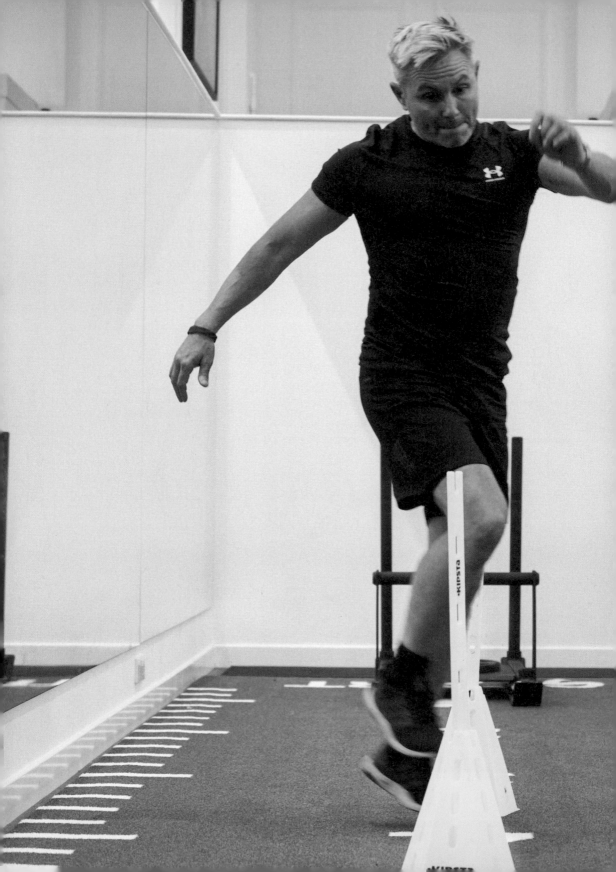

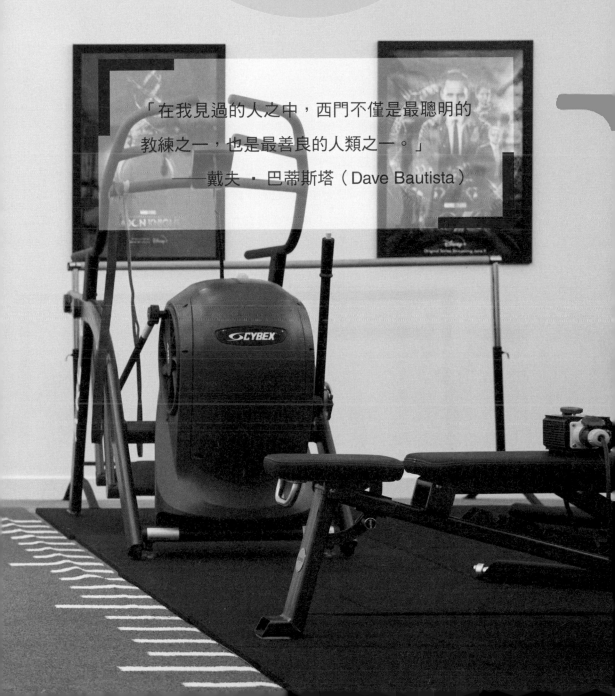

第4週

「在我見過的人之中，西門不僅是最聰明的教練之一，也是最善良的人類之一。」

——戴夫・巴蒂斯塔（Dave Bautista）

Time to Push

揮灑汗水

現在，你的身體應該已經習慣了這套計畫的活動模式，你應該也已經看見自己揮灑汗水後的成果。你會開始感覺到，自己真的有在進步。說不定，你還會覺得這一切愈來愈駕輕就熟。你會有種全然投入的感覺，且有望萌生這樣的念頭：「我很享受這份挑戰。」

鍛鍊架構	5-3（見 13 頁說明）	
健身輔具	☑ 阻力帶 ☑ 槓鈴 ☑ 重訓椅 ☑ 半圓平衡球	☑ 跳箱 ☑ 啞鈴（壺鈴或藥球也可以）

如果你認為自己已經做好應對這份挑戰的準備，那麼現在你可能會想要稍微提升訓練的強度，讓自己接受比前三週更加強烈的鍛鍊，但請不要一下子把強度拉得太高。

在這個階段，你應該能夠更輕鬆自在地面對這項挑戰。我希望你已經找到了訓練、恢復和營養之間的平衡點，或者是，你已經快要達到這個平衡點了。你已經把健身融入生活，這表示相較於剛開始，你對這一

切會更加習以為常和駕輕就熟。也許在這份挑戰的前三週，你必須專心去想你正在執行的動作，這會消耗大量的心力，但現在你差不多能夠下意識地去做這些動作了。這樣很好，因為這種轉變應該可以減輕你的一些壓力，讓這份計畫好好發揮它該有的影響力──提振你的活力。現在，它已經成為你日常生活中的一部分，你也已經感受到它帶來的各種好處。

隨著你身體的能力漸漸提升，有辦法完成愈來愈多的動作，你可能會想要好好運用這份新能力，甚至可能會想要繼續提升這份能力；比方說，把重複次數從初階調整到中階，或是從中階調整到高階，說不定也可以把負重量稍微增加一些。可是，請不要覺得你一定要做這些調整，你也可以選擇維持不變，一切由你決定。

多了一分鐘

這一週你會注意到一個變化：我把穿插在肌力訓練動作之間的有氧運動時間，從兩分鐘增加到三分鐘了。現在的你，應該有能力處理這額外增加的一分鐘了。假如你原本就打算要減重，此刻你的體重或許已經掉了幾磅。我敢拍胸脯保證，從第一週到現在，你的肺活量一定進步了不少，身體的整體運作效率也一定大有提升。你的最大攝氧量（VO₂ Max）──身體在運動期間，可以使用的最大氧氣量──會往上升，更重要的是，你的恢復速度也會變得更快。你應該能夠勝任三分鐘的有氧運動，因為你的心率會快速回穩，讓你可以再次投入下一段訓練肌力的動作中。你走到這份挑戰的這個階段時，身體應該已經有能力處理運動後產生的乳酸和其他毒素。排出這些毒素能降低延遲性肌肉痠痛的可能性。此時此刻，這些訓練已不再是超乎你舒適圈的鍛鍊。

克服你的弱點

　　我在訓練電影演員的時候，到了第四週，就能對他們的能力有很好的了解。我會評估他們的優勢和弱點，看見他們的能力，並評估哪些方面可能需要做額外的重點強化。你可能需要用類似個人分析的模式，評估一下自己的狀態——問問自己對什麼游刃有餘，又對什麼力不從心。請誠實面對自己。你甚至可能會想針對你的強項和弱項做點筆記，也許你可以從做過的訓練動作中，各挑出兩到三個你做起來最享受和比較吃力的動作。等到挑戰接近尾聲時，你就可以回顧一下自己過去的記錄，看看有怎麼樣的進展。你還有相同的弱點嗎？或是有其他肌群或動作需要特別注意嗎？

　　克服你的弱點能幫助你強化優勢。星期五的全身性鍛鍊菜單，總是會囊括你做起來最吃力的腿部訓練動作是有原因的：這是為了鼓勵你思考，在訓練上你有哪些方面需要加強。

　　前三週我們在動態伸展和練核心的部分，都採用了相同的鍛鍊菜單，這一週我會安排全新的動態伸展和核心訓練動作。

腿部鍛鍊

10～15次 / 20～30秒	
15～20次 / 30～40秒	
20～25次 / 40～50秒	

Exercise 1　半圓平衡球高腳杯式深蹲

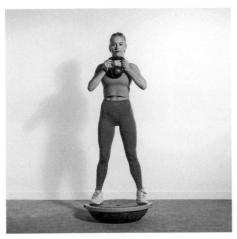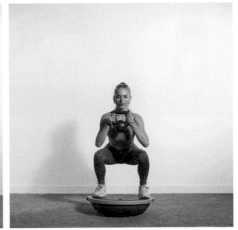

手握啞鈴、壺鈴或藥球，站在硬面朝上的半圓平衡球上（這會稍微增加你站在上面的不穩定度），雙腳距離與肩同寬，腳尖微微朝外。身體往下降，降至膝關節呈 90 度角時，停留在這個姿勢，默數到四。腳跟發力，把身體往上推，回到起始姿勢。

你的身體會變得更有能力完成這些動作，你可以更上一層樓，所以如果可以，請推自己一把，稍微調高訓練強度。

雙阻力帶跨步和側向小跳步

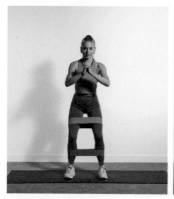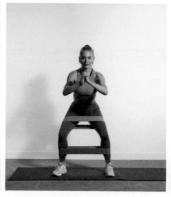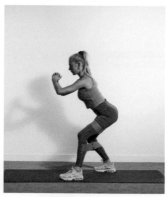

第一條阻力帶套在膝蓋上方，第二條阻力帶套在腳踝上方，雙腳距離與肩同寬，
微微屈膝。雙手在身前交握，直視前方。從螃蟹走開始，以蹲姿往左和往右來
回小跨步，跨步的次數取決於你選擇的訓練強度。阻力帶保持在繃緊的狀態，
左腳往前跨約 10 英吋或 25 公分後，右腳跟著往前跨相同的距離，然後把左腳
往後收，右腳再跟著往後收。

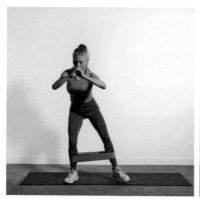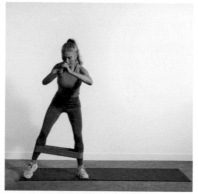

做側向小跳步時，膝關節會保持在固定的角度，背部則會
持在正中位置。現在只需將一條阻力帶套在你的膝蓋下方，
讓它保持在繃緊的狀態，然後根據你的訓練強度，先向左小
步跳幾步，再往右跳相同的步數，回到原本的位置。

負重跑者弓箭步登半圓平衡球

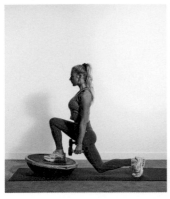
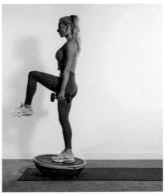

半圓平衡球硬面朝上，雙手各持一個啞鈴，一腳踩在硬面的中央，身後的那條腿保持弓箭步的姿勢。把身後的那條腿往前帶，讓自己站在平衡球上，然後再把那條腿屈膝 90 度提起，單腳站立在平衡球上。回到起始姿勢。換另一腿踩在平衡球上，重複上述動作。

Exercise 4　負重跳箱

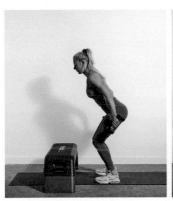
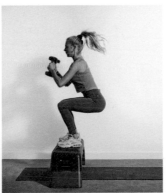
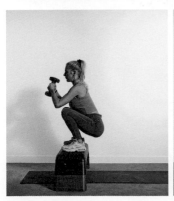
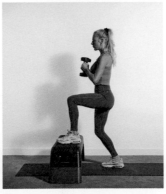

雙手各持一個啞鈴，站在跳箱後方約 10 英吋或 25 公分的位置，雙腳距離與肩同寬，雙臂放在身體兩側。做出蹲姿，配合雙臂擺動的方向，往前跳到跳箱上。以雙腳平貼地面的蹲姿，降落在箱面，然後伸直雙腿，在跳箱上站直。雙腿依序往後跨，從跳箱退回地面，回到起始姿勢。

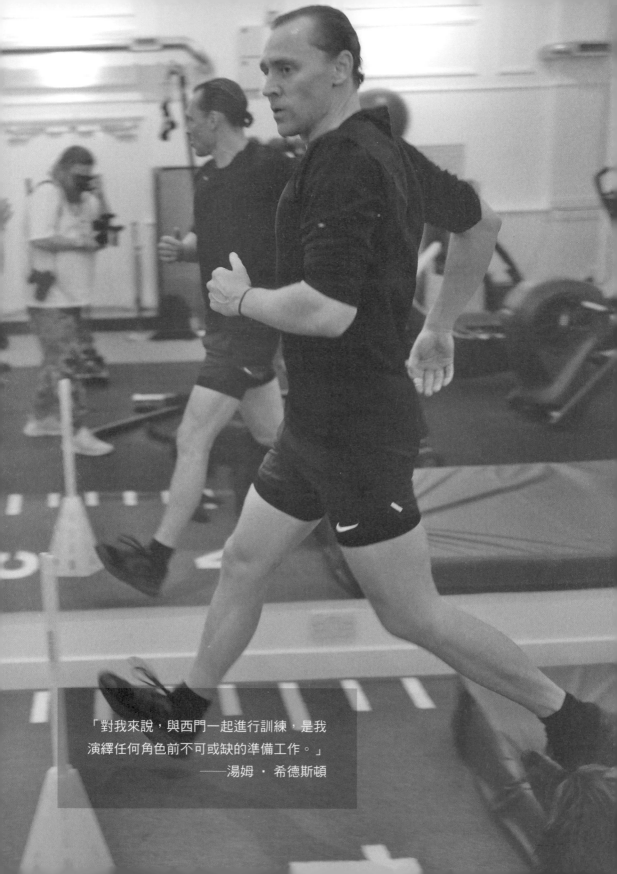

「對我來說，與西門一起進行訓練，是我
演繹任何角色前不可或缺的準備工作。」
　　　　　　　　　　——湯姆・希德斯頓

負重單腿臀推

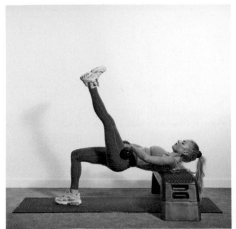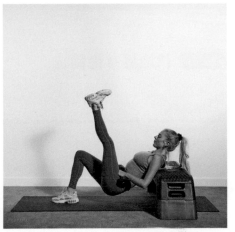

仰躺，雙手各持一個啞鈴，肩胛骨靠著重訓椅，一腿筆直朝空中伸。啞鈴放在髖骨上方，臀部往下降，降到它與地面相距約 1 英吋或 2.5 公分的位置。臀肌收緊，把臀部往上推，回到起始姿勢。

現在你應該覺得自己適應了這份挑戰，在訓練、恢復和營養之間找到了平衡點。

Exercise 1　伏地挺身提膝

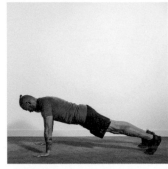
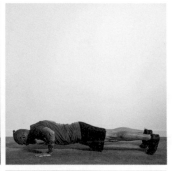
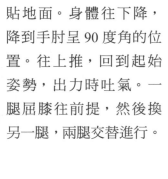

雙手距離與肩同寬，平貼地面。身體往下降，降到手肘呈 90 度角的位置。往上推，回到起始姿勢，出力時吐氣。一腿屈膝往前提，然後換另一腿，兩腿交替進行。

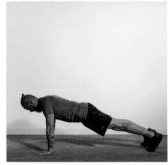
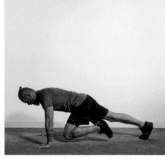

Exercise 2　坐姿肩部綜合訓練（搭配 45 度角側平舉）

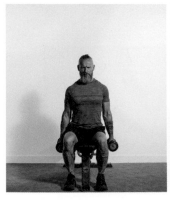
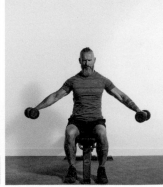

採取坐姿可以將上半身的肌群獨立出來，因為你會無法動用腿部的力量。45 度角側平舉的姿勢會讓肌肉一直處在相同的緊繃狀態。在做 45 度角側平舉時，請以微微屈肘的姿勢，將兩手的啞鈴往身體兩側舉起，舉到與身體夾 45 度角的位置。回到起始姿勢。

從側平舉轉換到肩推的動作。手握啞鈴，使雙臂以90度屈肘的姿勢，將啞鈴舉在距離耳朵約6英吋或15公分的位置。高舉啞鈴，讓它們輕輕地靠在一起。雙臂往身體兩側降，再次回到90度屈肘的姿勢。

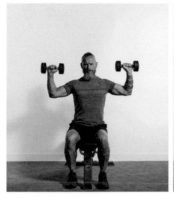
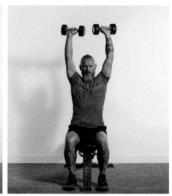

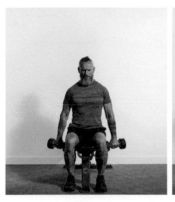
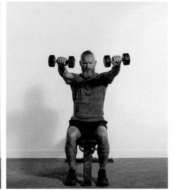

轉換到前平舉的動作。手握啞鈴，使它們貼著大腿，然後以微微屈肘的姿勢，將它們同時往前舉，舉到與肩膀等高的位置後，回到起始姿勢。

轉換到俯身划船的動作。脊椎、背部和頸部保持在正中位置。雙臂懸吊於身前，啞鈴要位在小腿脛骨兩側的位置。微微屈肘，把啞鈴往身體兩側舉，舉到與肩膀等高的位置後，回到起始姿勢。

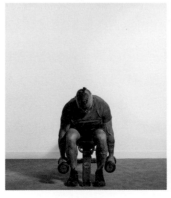
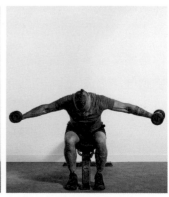

◖ Exercise 3 ◗ 坐姿手臂綜合訓練

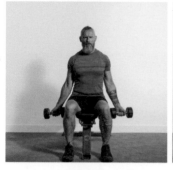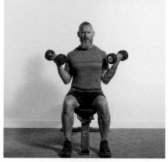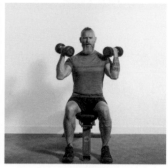

坐在重訓椅上，採取坐姿可以將肌群獨立出來。兩手各握一個啞鈴，使啞鈴離腿約 6 英吋或 15 公分，掌心朝身體前方。慢慢將啞鈴舉到與肩膀等高的位置，屈肘。手肘往上抬高幾英吋或 5 公分左右，對訓練肌群施加額外的刺激，然後回到起始姿勢。

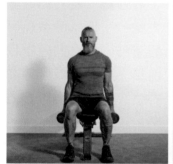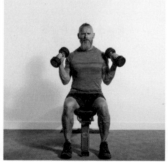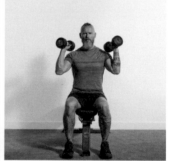

改變手的位置，掌心朝身體兩側，啞鈴貼近雙腿。把啞鈴彎舉到與肩等高的位置，然後稍微夾肘（這個動作可以對二頭肌施加額外的刺激），回到起始姿勢。

你需要準備一張重訓椅，做三頭肌撐體。若想增加阻力，可以準備兩張重訓椅，抬起雙腳做這個動作（請見第 45 頁和第 74 頁）。你在做這個動作的起始姿勢時，應該只有掌心撐在重訓椅的邊緣，手指不會碰到重訓椅，且臀部應該近乎坐在手背上。身體往下降，直到手肘呈 90 度角。返回起始姿勢。

俯臥單臂啞鈴划船

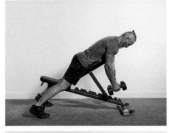
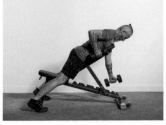
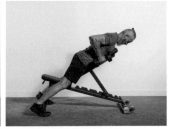

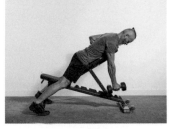

以 45 度角俯臥在重訓椅上，雙手各持一個重量適中的啞鈴，舉在身前。把一手的啞鈴往胸部拉，另一手繼續把啞鈴舉在身前。回到起始姿勢，換另一隻手重複上述動作。

挺舉

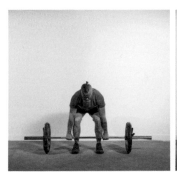
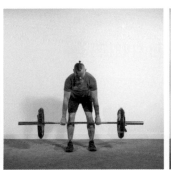
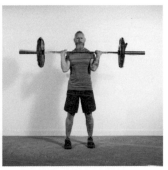

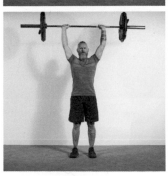

把槓鈴調整到適當的重量。站在槓鈴前，雙腳距離與肩同寬。正手握住槓心，背部和頸部保持在正中位置。提起槓鈴時，槓心會自然地刷過你的大腿。把槓鈴拉向胸部，手肘向前挺出，此時掌心會朝向天花板。舉起槓鈴，直到雙肘鎖死或打直。先把槓鈴降到胸部，再翻掌把槓鈴降至大腿，然後放回地面。

動態伸展

Exercise 1 下背部拉伸

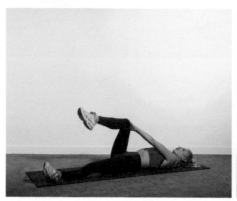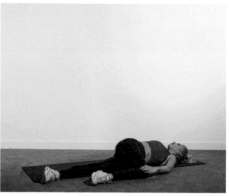

仰躺，左腿伸直，右腿屈膝，讓左手輕碰右膝，將腿慢慢帶向左邊地板。頭轉向右側，看向你的手指。回到起始姿勢，重複上述動作，拉伸另一側。

Exercise 2 臀肌和梨狀肌拉伸

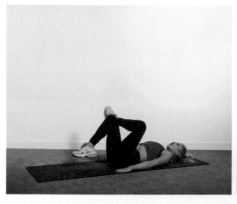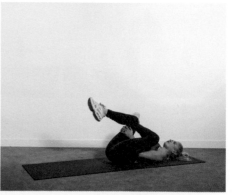

仰躺，左腳踝放到右膝上。雙手在右腿後方交握，輕輕抬起它，往身體的方向拉，感覺到臀部的拉伸。放下左腿，重複上述動作，拉伸另一腿。

Exercise 3　抱膝滾動

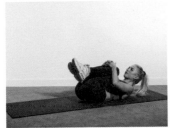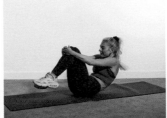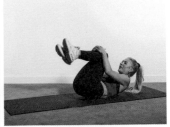

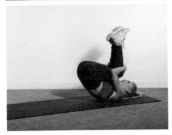

仰躺地面，雙膝抱胸。前後滾動，先小幅度滾動，再慢慢加大滾動的幅度，這個動作可以提升脊椎的柔軟度。

Exercise 4　下背部扭轉

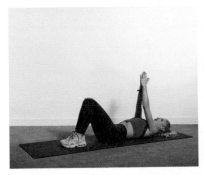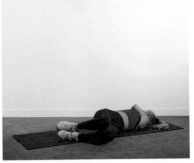

仰躺，屈膝，腳踝靠近臀部。雙臂往上伸，雙掌合十。雙腿和雙臂以反方向，各倒向一側，讓身體呈現扭轉姿勢。有節奏地變換雙腿和雙臂的倒向，來回扭轉下背部的兩側。

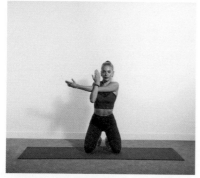

跪地，臀部坐在腳跟上。一手橫過胸前，另一手架著它，並往胸口拉，拉到你感覺到肩膀有股舒服的拉伸感。重複上述動作，拉伸另一側。

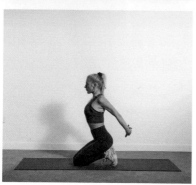

現在雙臂伸向背後，雙手交握。一邊輕輕舉起雙手，讓它們遠離身體、往上抬升，一邊把胸部輕輕挺起。

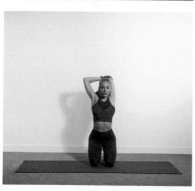

接下來，將右手高舉過頭，手掌朝下貼在背部、手指直指脊椎。左手輕輕對右手肘施力，拉伸三頭肌。重複上述動作，拉伸另一側。

此刻你應該會很喜歡自己，並有種全然投入挑戰的感覺。

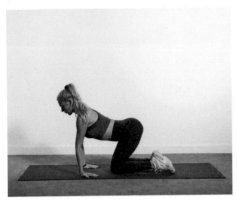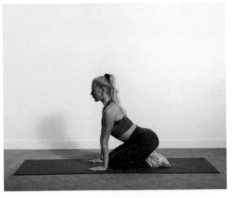

雙膝跪地，雙掌平貼地面，手指朝後指向自己。身體微微後傾，拉伸前臂。跪坐，雙掌同樣平貼地面，但手指朝前指向前方。然後先順時針轉一轉手腕，再逆時針轉一轉手腕。

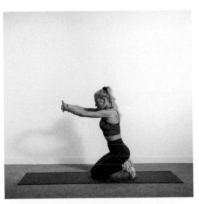

雙手在身前交握，推向前方，肩胛骨打開。停留在這個姿勢片刻，然後回到起始姿勢。

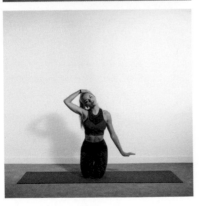

一手放在頭上，手指輕貼對側的太陽穴，輕輕施力，讓頭往同側傾斜，你會感覺到頸部有股舒服的拉伸感。重複上述動作，拉伸另一側。

核心鍛鍊

◖ Exercise 1 ◗ 負重捲腹

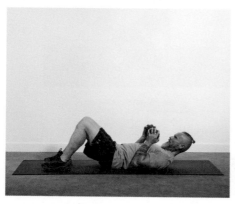 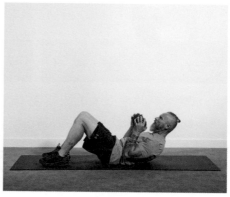

仰躺，雙腳平貼地面，手持一個重量適中的啞鈴，懸於胸前。收縮腹肌，上半身往上抬起，背部保持在正中位置。回到起始姿勢。

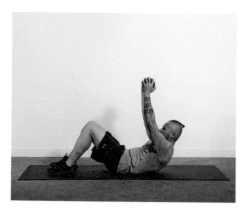

如果你想要提升訓練強度，可以用啞鈴高舉過頭的姿勢，進行捲腹動作。

此刻，你應該開始對每一個訓練動作都駕輕就熟。

Exercise 2 負重提膝捲腹

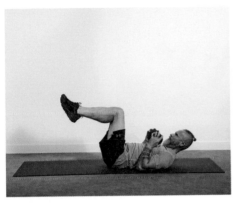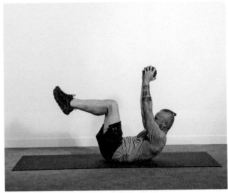

仰躺，啞鈴懸於胸前，雙腿往上舉，屈膝 90 度。雙肩抬離地面，雙手將啞鈴高舉空中。回到起始姿勢。

Exercise 3 V 型捲腹

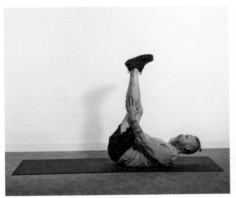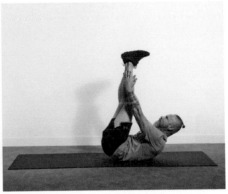

仰躺，雙腳朝空中垂直舉起，雙手放在小腿後側。在你不會覺得不舒服的情況下，將雙手順著小腿盡可能地往雙腳的方向滑動。回到起始姿勢。

斜腹轉體

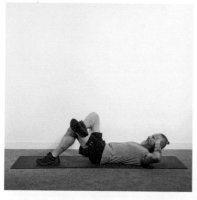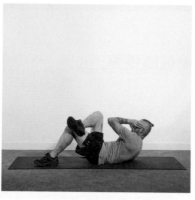

右腿往左腿交疊，使右腳踝靠著左膝，雙手輕貼太陽穴。右
手臂置於地面，用左手肘去碰右膝。現在以相同的方式，換
另一側做斜腹轉體。

半仰臥起坐

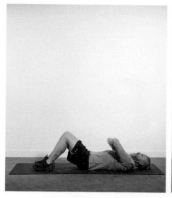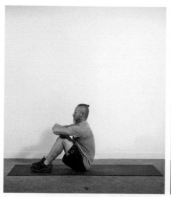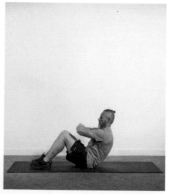

仰躺地面，前臂在胸前交叉，屈膝。上半身往上抬，直到雙臂與膝蓋相碰。回
到半仰臥起坐的姿勢，也就是你完全坐起和仰躺地面之間的一半位置，在此停
留五秒，雙臂依然保持交叉。回到起始姿勢。

第 4 週
星期五

全身性鍛鍊

10～15次／20～30秒

15～20次／30～40秒

20～25次／40～50秒

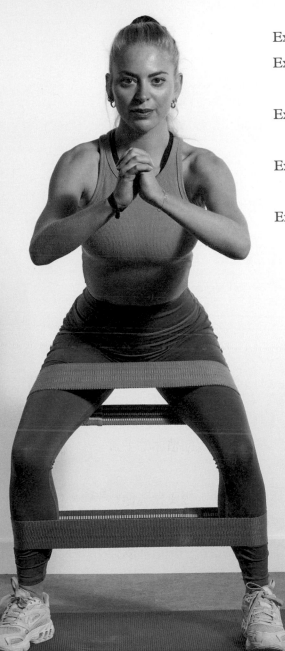

Exercise 1：你最弱的腿部訓練動作

Exercise 2：伏地挺身提膝

（請見第 106 頁）

Exercise 3：雙阻力帶跨步和側向小跳步

（請見第 102 頁）

Exercise 4：俯臥單臂啞鈴划船

（請見第 109 頁）

Exercise 5：挺舉（請見第 47 頁）

重點整理

營養補給

- 大家常認為水只能為身體補充水分，但在運動前喝水，也能為你提振活力和清晰思路。運動前，你並非一定要靠喝咖啡或吃零食來提振活力。

- 如果你是在高溫潮濕的環境下進行訓練，流了很多汗，可能會需要在飲水中添加一些有助補水的錠劑，它們含有電解質和礦物質。

- 如果你運動前會吃點東西，最好在運動前三十分鐘吃完，這樣身體才有時間為接下來的工作做好準備。不要吃太飽，這只是一份幫助你提振活力的點心。

身心健康

- 如果你是在家裡或私人場所進行訓練，可以考慮在牆上張貼一些能激勵你的圖文，例如鼓舞人心的照片，或正面積極的名言佳句。

- 明白「健身沒有捷徑」的道理，對你很有幫助：想要實現你為自己定下的目標，就必須付出相對應的努力。

- 你可以改變前往健身房的交通方式嗎？從開車、搭公車或火車，改成走路、跑步或騎自行車？這能為你的健身計畫加分。

- 不要對自己太苛刻或把自己逼太緊，這對身體或大腦的健康都不好。

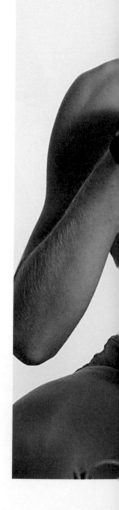

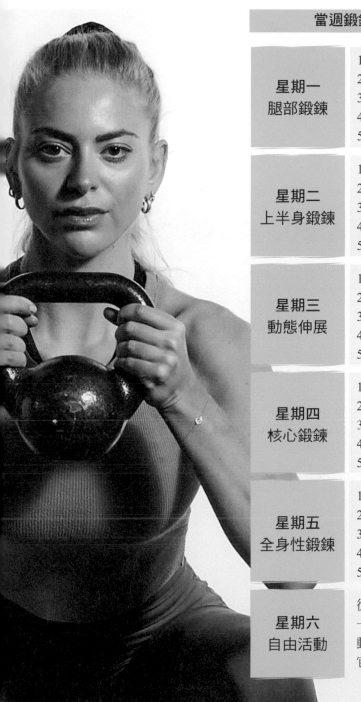

當週鍛鍊架構：5-3

星期一 腿部鍛鍊	1. 半圓平衡球高腳杯式深蹲 2. 雙阻力帶跨步和側向小跳步 3. 負重跑者弓箭步登半圓平衡球 4. 負重跳箱 5. 負重單腿臀推
星期二 上半身鍛鍊	1. 伏地挺身提膝 2. 坐姿肩部綜合訓練（搭配 45 度角側平舉） 3. 坐姿手臂綜合訓練 4. 俯臥單臂啞鈴划船 5. 挺舉
星期三 動態伸展	1. 下背部拉伸 2. 臀肌和梨狀肌拉伸 3. 抱膝滾動 4. 下背部扭轉 5. 上半身綜合拉伸
星期四 核心鍛鍊	1. 負重捲腹 2. 負重提膝捲腹 3. V 型捲腹 4. 斜腹轉體 5. 半仰臥起坐
星期五 全身性鍛鍊	1. 你最弱的腿部訓練動作 2. 伏地挺身提膝 3. 雙阻力帶跨步和側向小跳步 4. 俯臥單臂啞鈴划船 5. 挺舉
星期六 自由活動	從事你從未體驗過的活動，給你的身體一些驚喜和挑戰。你有沒有對哪一項運動很感興趣，卻遲遲找不到時間去嘗試它？現在就是你體驗它的好時機。

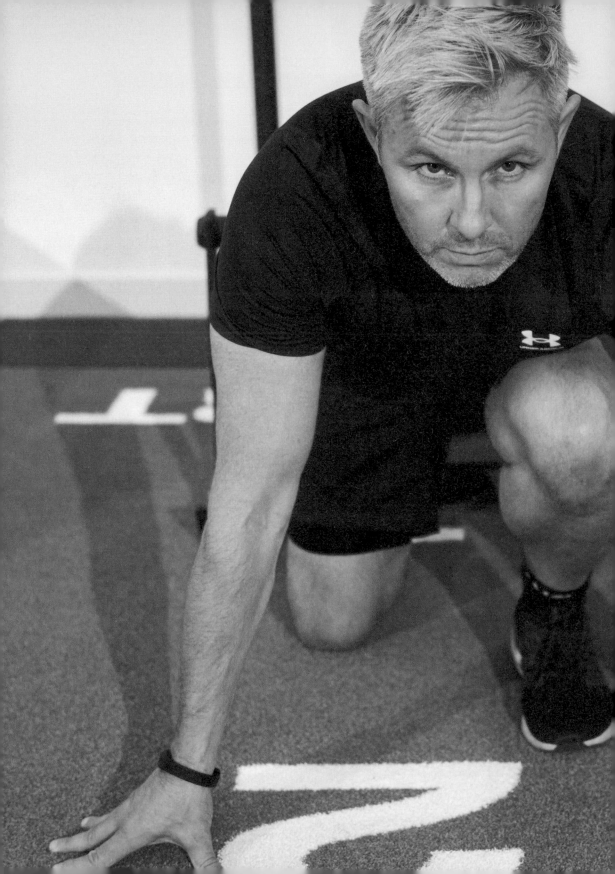

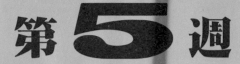

第5週

「這個男人太可靠了……他超厲害。閱讀這些文字,了解他把不同明星變成英雄的祕密,一定會改變你的人生。」

——克里斯 · 普瑞特(Chris Pratt)

堅守腳步

你開始增加鍛鍊強度時，肯定也會稍微增加受傷的風險。這個時候你必須更留意身體的聲音，一定要好好區分疼痛的原因，了解它是鍛鍊後引起的肌肉痠痛，還是組織受傷引起的疼痛。

鍛鍊架構	5-3（見 13 頁說明）	
健身輔具	☑ 阻力帶 ☑ 槓心和槓片 ☑ 重訓椅 ☑ 半圓平衡球	☑ 跳箱 ☑ 啞鈴 ☑ 抗力球

訓練時，你最不想碰到的事就是受傷，這就是為什麼你應該竭盡所能地避免這件事發生（但遺憾的是，傷害總是會在出其不意的時刻發生，所以你還是很難百之百避開這件事）。一旦你受了傷，迄今累積起的動能一定會迅速地大幅下滑，它也很可能會讓你不得不暫停這份挑戰──我不建議你用「硬漢」的態度忍痛苦撐下去，因為這多半只會讓事情變得更糟。想要完成這十週的挑戰、充分發揮自己的能力，保持健康和穩定的訓練節奏是關鍵。

到現在，你運動後的恢復力一定會比第一週好。可是，萬一你把計畫的訓練強度提升得太多，你的身體一定很快就會出聲抗議。如果你每週都會調升訓練強度，你可以用每一週的頭一、兩天試試水溫，看看新的訓練強度會帶給你什麼樣的感覺。如果它帶給你的感覺不太對勁，或是你的痠痛感比預期強烈，那麼你就可以考慮回到前一週的訓練強度。我從來都不信奉「沒有疼痛，沒有收穫」這樣的理念。疼痛不應該被當作衡量收穫的標準，但一般來說，疼痛都是有意義的──它是在提醒你，身體的某個部位練過頭了。現在你有機會解決這個問題。永遠都要好好傾聽你身體的聲音，然後做出反應。如果你覺得某個部位很緊繃，或有什麼小問題，一定要設法解決那個部位或肌肉的問題，而非忽略它、繼續練下去。

彈性調整

如果你能彈性調整訓練不同肌群的時間，對避免受傷很有幫助。舉例來說，假設你的雙腿仍因前幾天的鍛鍊在尖叫，今天又到了你應該練腿的時間，你大可改練上半身，這樣做可以確保你保持動能。如果你不確定某塊肌肉是否做好了接受訓練的準備，請嘗試收縮這塊肌肉，藉此測試它的狀態。如果你無法收縮它，或是它連動都不動，就表示它可能很疲勞，仍處於修復狀態。如果你覺得全身極度痠痛，而且痠痛到有點受不了，請給自己放幾天假。你應該休息，而且不要對此萌生任何的罪惡感，因為休息可以讓你在不產生任何長期健康問題的情況下，完成這十週的挑戰。不過，等你再次回歸這份挑戰時，一定要從這週訓練的最一開始做起，這樣你才能重新熟悉先前做過的大量訓練動作。

你睡得好嗎？

　　我總是會了解我訓練的演員的睡眠情況。你的睡眠通常能告訴你，你的訓練和飲食狀態是否合宜，或你是否處在訓練強度太高，以及營養狀態太低的狀態。如果你睡得很好，就充分顯示你的身體能掌握目前的狀態；但如果你睡得不好，就表示你可能練過頭了，或吃得不夠營養，甚至是兩者皆是。睡不好會影響你的活力和注意力，這可能會讓你比較不會去留意身體的狀況，進而增加受傷的風險。另外，請不要忘記伸展。伸展能減少受傷的機會。

傾聽、感受、理解、反應。
永遠都要好好聆聽你身體的聲音，然後對它做出回應。

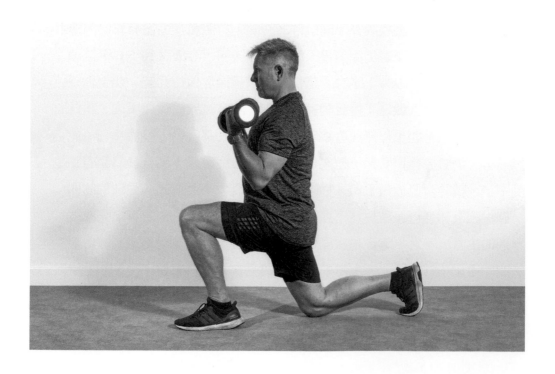

腿部鍛鍊

10～15次 / 20～30秒
15～20次 / 30～40秒
20～25次 / 40～50秒

Exercise 1　深蹲跳

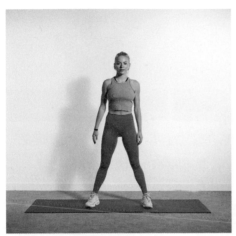

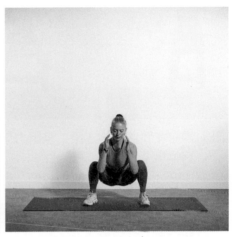

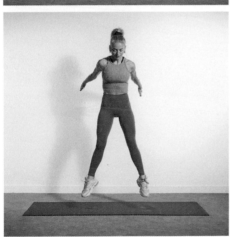

站姿，雙腳距離與肩同寬，腳尖微微朝外。身體往下降，降至膝關節呈 90 度角時，停留在這個姿勢，默數到四。腳跟發力，把身體往上推，從站姿順勢往上跳，再回到起始姿勢。

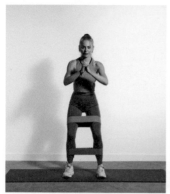
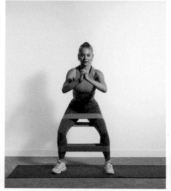
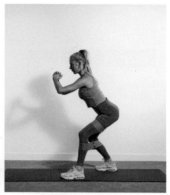

第一條阻力帶套在膝蓋上方，第二條阻力帶套在腳踝上方，雙腳距離與肩同寬，微微屈膝。雙手在身前交握，直視前方。從螃蟹走開始，以蹲姿往左和往右來回小跨步，跨步的次數取決於你選擇的訓練強度。阻力帶保持在繃緊的狀態，左腳往前跨約 10 英吋或 25 公分後，右腳跟著往前跨相同的距離，然後把左腳往後收，右腳再跟著往後收。

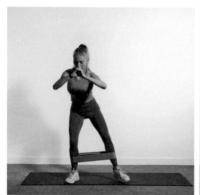
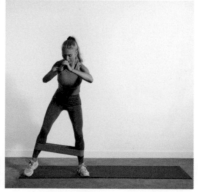

做側向小跳步時，膝關節會保持在固定的角度，背部則會保持在正中位置。現在只需將一條阻力帶套在你的膝蓋下方，讓它保持在繃緊的狀態，然後根據你的訓練強度，先向左小步跳幾步，再往右跳相同的步數，回到原本的位置。

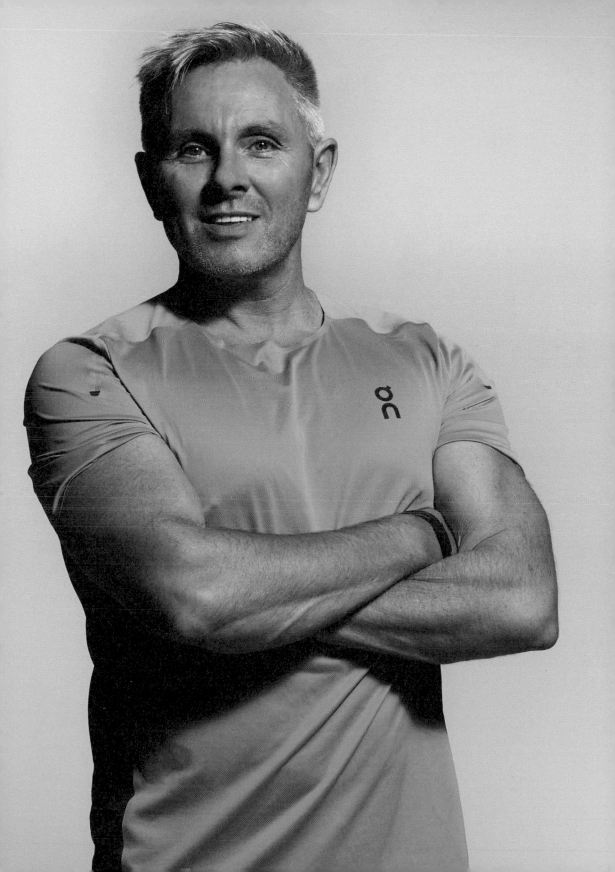

彈震弓箭步

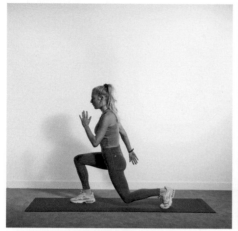

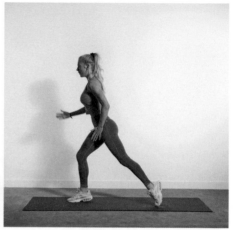

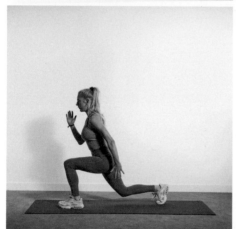

站姿，雙腳距離與肩同寬。一腳往前跨，後腿往下降，降到膝蓋輕觸地面。往上推，回到起始姿勢。做一個小跳步，對調雙腳的位置，重複上述動作，換另一腿做弓箭步。

別忘了伸展──
伸展對你的鍛鍊百利而無一害。

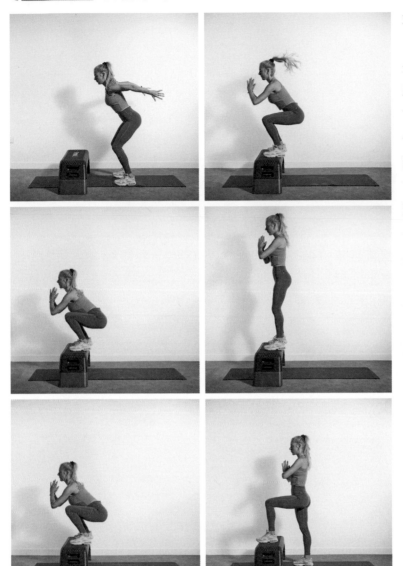

站在跳箱後方約 10 英吋或 25 公分的位置，雙腳距離與肩同寬，雙臂放在身體兩側。做出蹲姿，配合雙臂擺動的方向，往前跳到跳箱上。以雙腳平貼地面的深蹲姿勢，降落在箱面。雙腿依序往後跨，從跳箱退回地面，回到起始姿勢。

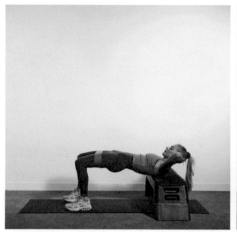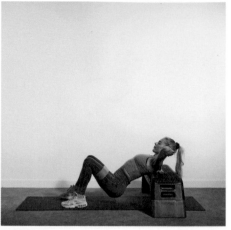

阻力帶套在雙膝上方,仰躺,肩胛骨靠著重訓椅,屈膝 90 度,雙腳距離與肩同寬。臀部往下降,降到它與地面相距約 1 英吋或 2.5 公分的位置。臀肌收緊,穩定地把臀部往上推,回到起始姿勢。

我知道不是人人都愛練腿日,所以我才把它安排在星期一。這樣練完,你就不用再去想它了。

上半身鍛鍊

Exercise 1 伏地挺身擊掌

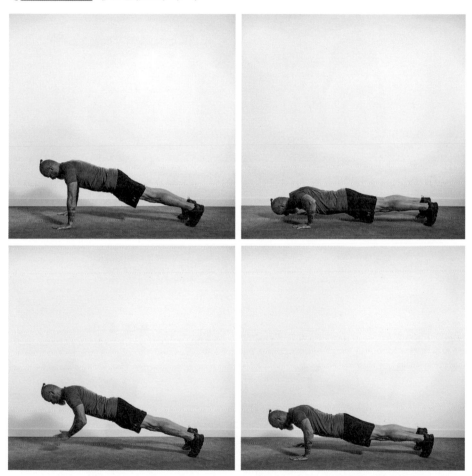

雙手距離與肩同寬，平貼地面。身體往下降，降到手肘呈 90 度角的位置。
往上推，出力時吐氣，用足夠的力量把雙手抬離地面，相互擊掌。回到起
始姿勢。

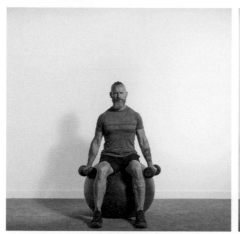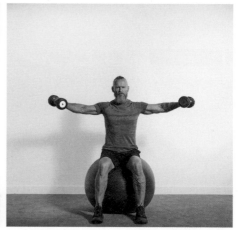

坐在抗力球上，採取坐姿可以將上半身的肌群獨立出來，因為你會無法動用腿部的力量。做側平舉時，請以微微屈肘的姿勢，將兩手的啞鈴往身體兩側舉起，舉到與肩膀等高的位置。回到起始姿勢。

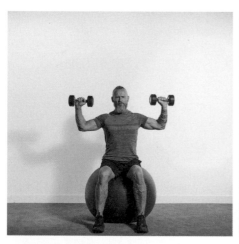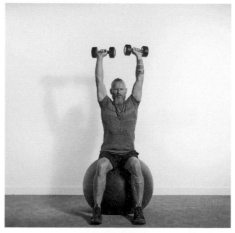

從側平舉轉換到肩推的動作。手握啞鈴，使雙臂以 90 度屈肘的姿勢，將啞鈴舉在距離耳朵約 6 英吋或 15 公分的位置。高舉啞鈴，讓它們輕輕地靠在一起。雙臂往身體兩側降，再次回到 90 度屈肘的姿勢。

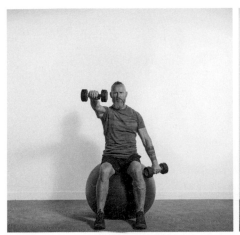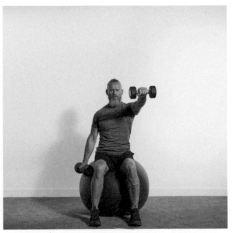

轉換到前平舉的動作。手握啞鈴,使它們貼著大腿,然後以微微屈肘的姿勢,將一手的啞鈴往前舉,舉到與肩膀等高的位置後,回到起始姿勢。重複上述動作,舉起另一手的啞鈴。

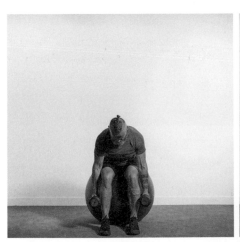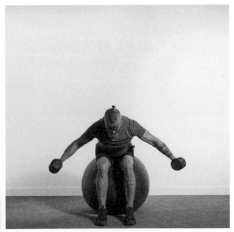

轉換到俯身划船的動作。脊椎、背部和頸部保持在正中位置。雙臂懸吊於身前,啞鈴要位在胸部下方、小腿脛骨兩側的位置。微微屈肘,把啞鈴往身體兩側舉,舉到與肩膀等高的位置後,回到起始姿勢。

Exercise 3　抗力球手臂綜合訓練

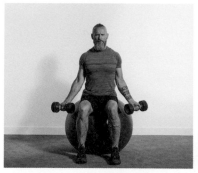
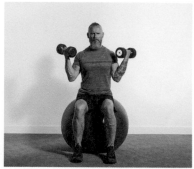

坐在抗力球上，採取坐姿可以將肌群獨立出來。兩手各握一個啞鈴，使啞鈴離腿約 6 英吋或 15 公分，掌心朝身體前方。慢慢將啞鈴舉到與肩膀等高的位置，屈肘。手肘往上抬高幾英吋或 5 公分左右，對訓練肌群施加額外的刺激，然後回到起始姿勢。

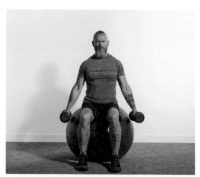
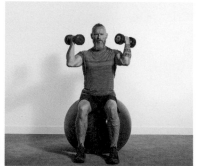

改變手的位置，掌心朝身體兩側，啞鈴貼近雙腿。把啞鈴彎舉到與肩等高的位置，然後稍微夾肘（這個動作可以對二頭肌施加額外的刺激），回到起始姿勢。

你需要準備一張重訓椅，做三頭肌撐體（請見第 45 頁和第 74 頁的照片）。若想增加阻力，可以準備兩張重訓椅，抬起雙腳做這個動作。你在做這個動作的起始姿勢時，應該只有掌心撐在重訓椅的邊緣，手指不會碰到重訓椅，且臀部應該近乎坐在手背上。身體往下降，直到手肘呈 90 度角。返回起始姿勢。

Exercise 4　半圓平衡球啞鈴划船

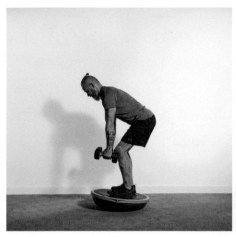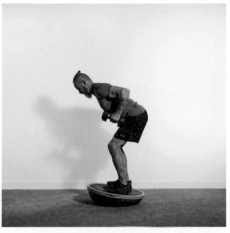

雙手各持一個重量適中的啞鈴，站在硬面朝上的半圓平衡球上，稍微俯身，背部保持在正中位置。兩手先將啞鈴同時往胸部拉，再把它們往下放，回到起始姿勢。

Exercise 5　挺舉（請見第 47 頁）

不要對使用不熟悉的健身輔具感到害怕或害羞，變化非常重要。

動態伸展

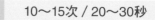

| 10～15次 / 20～30秒 |
| 15～20次 / 30～40秒 |
| 20～25次 / 40～50秒 |

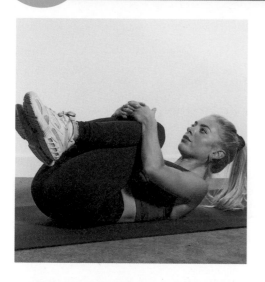

Exercise 1：下背部拉伸（請見第 110 頁）

Exercise 2：臀肌和梨狀肌拉伸
（請見第 110 頁）

Exercise 3：抱膝滾動（請見第 111 頁）

Exercise 4：下背部扭轉（請見第 111 頁）

Exercise 5：上半身綜合拉伸（請見第 112 頁）

核心鍛鍊

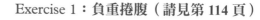

| 10～15次 / 20～30秒 |
| 15～20次 / 30～40秒 |
| 20～25次 / 40～50秒 |

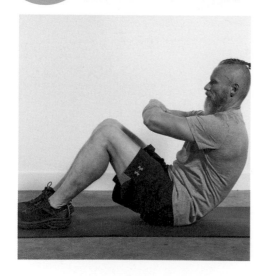

Exercise 1：負重捲腹（請見第 114 頁）

Exercise 3：負重提膝捲腹（請見第 115 頁）

Exercise 3：：V 型捲腹（請見第 115 頁）

Exercise 4：斜腹轉體（請見第 116 頁）

Exercise 5：半仰臥起坐（請見第 116 頁）

第 5 週
星期五

全身性鍛鍊

10～15次／20～30秒
15～20次／30～40秒
20～25次／40～50秒

Exercise 1：你最弱的腿部訓練動作

Exercise 2：伏地挺身擊掌（請見第 131 頁）

Exercise 3：雙阻力帶跨步和側向小跳步（請見第 102 頁）

Exercise 4：半圓平衡球啞鈴划船（請見第 135 頁）

Exercise 5：挺舉（請見第 109 頁）

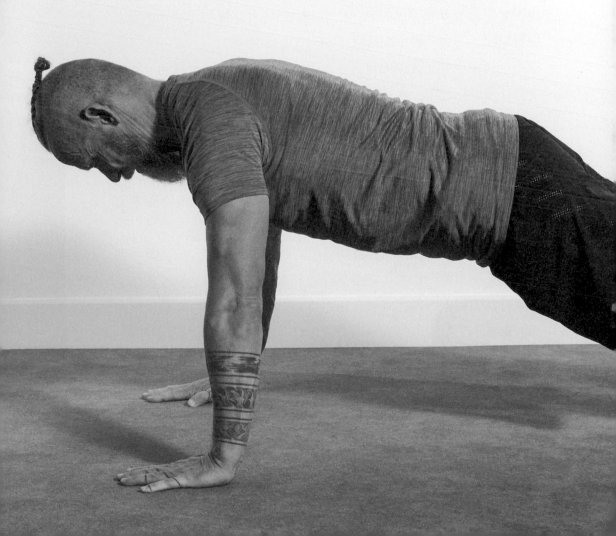

重點整理

營養補給

- 運動期間可以喝水，但不要因為喝水中斷訓練太久，因為這樣不只你的訓練強度會往下降，你的心率也會開始往下降。
- 白天的尿液顏色是了解你水分是否充足的良好指標，它的顏色應該近乎透明。有些人喜歡在晚上喝水，這會讓身體養成一種習慣——每晚一到差不多時間就想喝一杯水。雖然這可以幫助你補充水分，但缺點是，它會干擾你的睡眠。
- 在吃任何東西前，先問問自己：「這個食物對我有什麼幫助？我現在為什麼要吃它？」永遠優先選擇能補給營養和提振能量的食物。

身心健康

- 一定要好好把握每一個可以沉浸水中的機會，游泳池或大海都可以，這對身體的減壓很有幫助，對健康也好處多多。
- 在站上體重機前，請先審慎評估自己的狀態。想一想，如果體重機顯示出你不喜歡的數值，它會不會毀了你整天的心情？你正在為這份挑戰努力付出，你的身體也正在持續變化，但這不一定會反映在你的體重上。
- 把目光聚焦在身體組成上，而不是體重。請記住，肌肉比脂肪重。
- 用肯定的方式與自己對話。鍛鍊前告訴自己：「我做得到。」鍛鍊後再對自己說：「我做到了。」此舉可以幫助你獲得成就感。

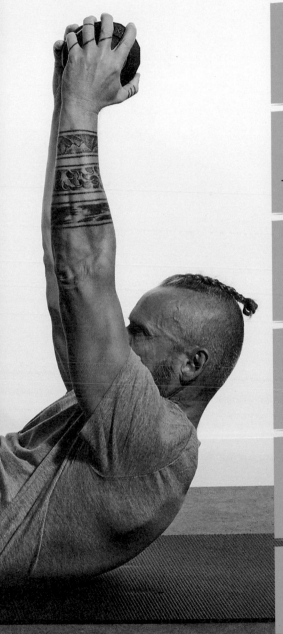

當週鍛鍊架構：5-3	
星期一 腿部鍛鍊	1. 深蹲跳 2. 雙阻力帶跨步和側向小跳步 3. 彈震弓箭步 4. 跳箱深蹲 5. 阻力帶臀推
星期二 上半身鍛鍊	1. 伏地挺身擊掌 2. 抗力球肩部綜合訓練 3. 抗力球手臂綜合訓練 4. 半圓平衡球啞鈴划船 5. 挺舉
星期三 動態伸展	1. 下背部拉伸 2. 臀肌和梨狀肌拉伸 3. 抱膝滾動 4. 下背部扭轉 5. 上半身綜合拉伸
星期四 核心鍛鍊	1. 負重捲腹 2. 負重提膝捲腹 3. V 型捲腹 4. 斜腹轉體 5. 半仰臥起坐
星期五 全身性鍛鍊	1. 你最弱的腿部訓練動作 2. 伏地挺身擊掌 3. 雙阻力帶跨步和側向小跳步 4. 半圓平衡球啞鈴划船 5. 挺舉
星期六 自由活動	你有喜歡看哪一種運動的比賽嗎？從那些運動員的身上獲取一些動力。比方說，今天就起身前往籃球場或網球場，與同好切磋一番。

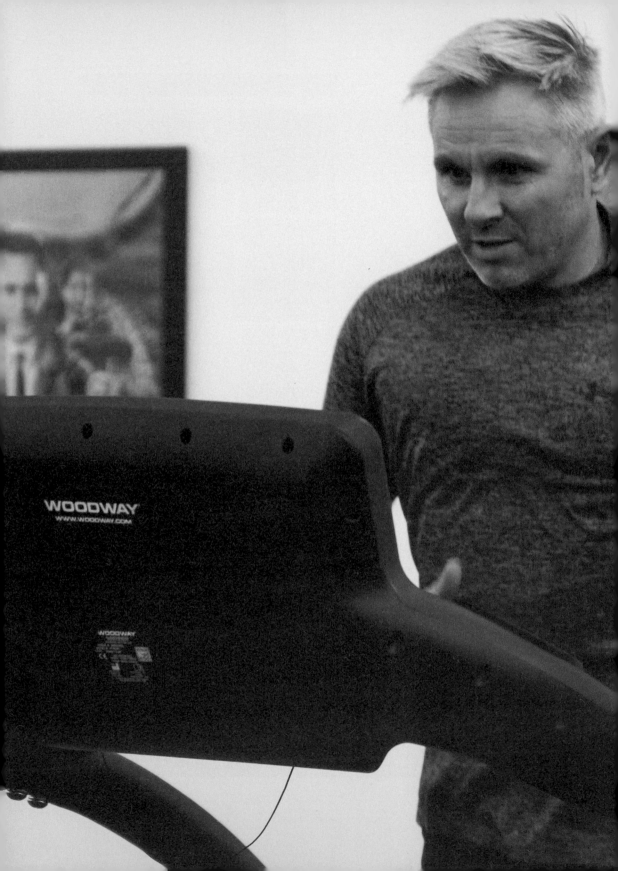

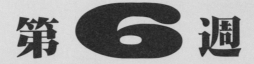

第 6 週

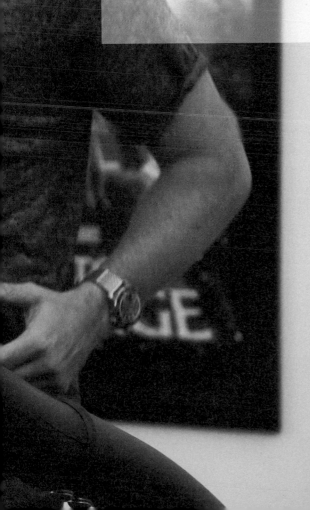

「我太感謝西門了。他亦師亦友地陪伴我挺
過許多艱困的體能挑戰。」

——丹尼爾・克雷格

成敗關鍵

到了這一週，如果你有了想打退堂鼓的念頭，你肯定不是唯一這麼想的人。第六週是出了名的關鍵時刻，許多人都是在這個時候放棄挑戰。不要當一個半途而廢的人！

鍛鍊架構	5-3（見 13 頁說明）
健身輔具	☑ 阻力帶　　　　☑ 抗力球 ☑ 半圓平衡球 ☑ 跳箱 ☑ 啞鈴

我相信，投入全新健身計畫的挑戰者中，有大約 90% 的人會在第六週開始萌生退意。如果此刻你正陷入懷疑自我、苦尋動力的低潮，明白這一點可能會對你很有幫助。有這樣的心態是非常正常的，在這個階段，你肯定不是唯一有這番感受的人。

你可能會覺得，自己的進展不如預期，處在一個停滯不前的狀態。這或許是這套計畫最艱辛的一個階段，所以請做好出現這種感覺的準備，好好與自己對話。在你付出了這麼多的努力，好不容易走到這一步

之際，請不要輕易成為另一個無法將原本的滿腔熱血延續到第十週的人。你說不定會需要利用這一個認知來激勵自己堅持下去：這個時間點是完成這套計畫的成敗關鍵，請不要讓自己成為另一個在第六週舉白旗投降的人！

繼續前行

想想你已經完成了多少挑戰，你已經在這條路上走了這麼遠，所以請不要讓累積至今的成果都付諸流水。也許你不清楚自己做得夠不夠多，但你可能已經看到了一些好處，也開始看重生活的其他面向。同時，現在你的身型確實比挑戰之初更健美，你應該也有感受到自己的整體狀態更好了，難道你不好奇自己還能蛻變成什麼模樣嗎？我可以向你保證，如果你挺過了這一週，持續往第七週之後的道路前行，你一定會看到某些重大的成果。你的進展即將步入加速階段，如果你選擇在此刻放棄，就會錯過後續的一切。儘管在這一週，有的人會萌生退意，但有的人反而會發現，他們的鬥志變得超級高昂。你是哪一派？

保持樂觀

為了幫助你挺過這一週，請盡量用極度積極、正面的方式與自己對話。我與進行到第六週挑戰的客戶交談時，都會用非常愉快、樂觀的話語鼓舞他們。我會說：「第四十天了，這是至今為止最棒的一天！船到橋頭自然直。我們正在路上。」我總會告訴我的客戶，他們這一週表現得很好。你能對自己說出這樣樂觀又積極的話嗎？與志同道合的人對話，向他們訴說自己的感受也很有幫助，因為他們說的某些話，說不定

能支持你繼續前行。你可能還要考慮稍微減少重複次數或負重量，甚至是雙管齊下，把訓練強度調降 10%。稍微降低鍛鍊帶給你的吃力感，可以提高你對自己表現的滿意度，以及你繼續接受挑戰的意願。如果你明白自己正走在對的道路上，就不會想要就此放棄。在增加動力方面，你甚至可以嘗試一些不同的有氧運動。保持新鮮感總是能為整體加分。

這條路「一定」不好走——
路途上你會碰到重重關卡，但你能夠克服它們。

腿部鍛鍊

10～15次／20～30秒

15～20次／30～40秒

20～25次／40～50秒

Exercise 1　阻力帶深蹲

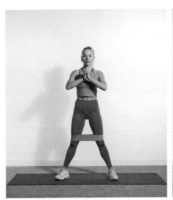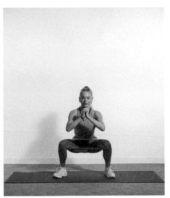

阻力帶套在雙膝上方。站姿，雙腳距離與肩同寬，腳尖微微朝外。身體往下降，降至膝關節呈 90 度角時，停留在這個姿勢，默數到四。腳跟發力，把身體往上推，回到起始姿勢。

Exercise 2　雙阻力帶跨步和側向小跳步（請見第 102 頁）

Exercise 3　後弓箭步

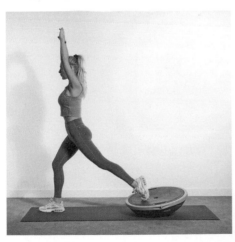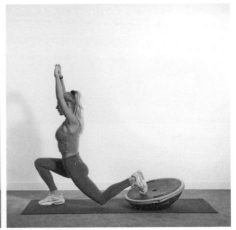

站姿，雙腳距離與肩同寬，雙臂高舉過頭，雙手相扣，掌心朝前。一腳往後跨，踩在半圓平衡球的硬面，並將膝蓋朝地面降。用力往上升，回到起始姿勢。視你選擇的訓練強度，重複上述動作數次。換另一腳做後弓箭步，重複次數相同。

◖ Exercise 4 ◗ 負重跳箱深蹲

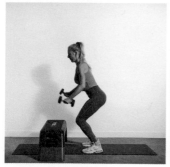
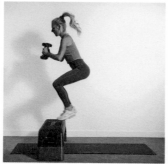
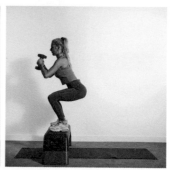

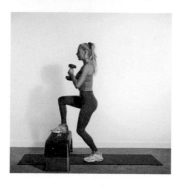

雙手各持一個啞鈴，站在跳箱後方約 10 英吋或 25 公分的位置，雙腳距離與肩同寬，雙臂放在身體兩側。做出蹲姿，配合雙臂擺動的方向，往前跳到跳箱上。以雙腳平貼地面的深蹲姿勢，降落在箱面。雙腿依序往後跨，從跳箱退回地面，回到起始姿勢。

◖ Exercise 5 ◗ 負重阻力帶臀推

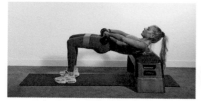
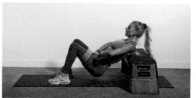

阻力帶套在雙膝上方，手持一對啞鈴放在髖骨上方，仰躺，肩胛骨靠著重訓椅，屈膝 90 度，雙腳距離與肩同寬。臀部往下降，降到它與地面相距約 1 英吋或 2.5 公分的位置。臀肌收緊，穩定地把臀部往上推，回到起始姿勢。

> 想像很有幫助。在心中想像你要做的事、要去的地方，還有你到達那裡的畫面。

上半身鍛鍊

Exercise 1　不對稱伏地挺身

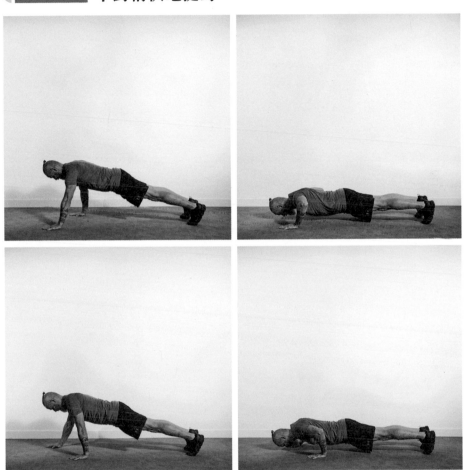

雙手距離與肩同寬，平貼地面，一手貼地的位置比另一手稍微前面一些。
身體往下降，降到手肘呈 90 度角的位置。往上推，出力時吐氣。每做一
下不對稱伏地挺身前，都要對調雙手的前、後位置。

抗力球肩部綜合訓練（搭配 45 度角側平舉）

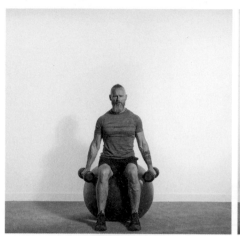
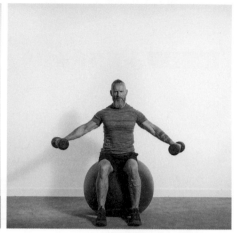

坐在抗力球上，採取坐姿可以將上半身的肌群獨立出來，因為你會無法動用腿部的力量。45 度角側平舉的姿勢會讓肌肉一直處在相同的緊繃狀態。在做 45 度角側平舉時，請以微微屈肘的姿勢，將兩手的啞鈴往身體兩側舉起，舉到與身體夾 45 度角的位置。回到起始姿勢。

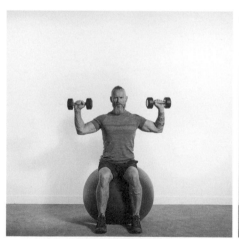
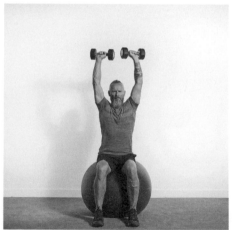

從側平舉轉換到肩推的動作。手握啞鈴，使雙臂以 90 度屈肘的姿勢，將啞鈴舉在距離耳朵約 6 英吋或 15 公分的位置。高舉啞鈴，讓它們輕輕地靠在一起。雙臂往身體兩側降，再次回到 90 度屈肘的姿勢。

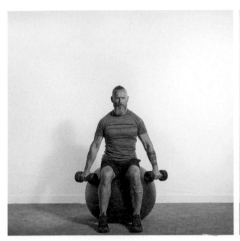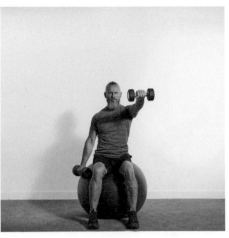

轉換到前平舉的動作。手握啞鈴，使它們貼著大腿，然後以微微屈肘的姿勢，將一手的啞鈴往前舉，舉到與肩膀等高的位置後，回到起始姿勢。重複上述動作，舉起另一手的啞鈴。

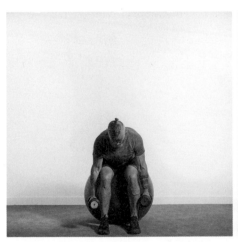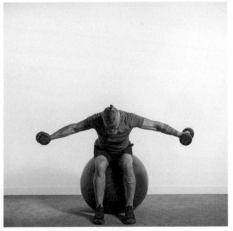

轉換到俯身划船的動作。脊椎、背部和頸部保持在正中位置。雙臂懸吊於身前，啞鈴要位在胸部下方、小腿脛骨兩側的位置。微微屈肘，把啞鈴往身體兩側舉，舉到與肩膀等高的位置後，回到起始姿勢。

Exercise 3 抗力球手臂綜合訓練（請見第 134 頁）

Exercise 4 半圓平衡球交替啞鈴划船

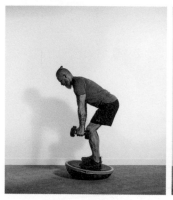 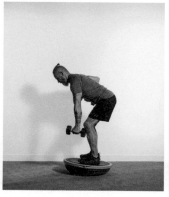 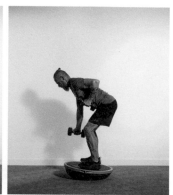

雙手各持一個重量適中的啞鈴，稍微俯身站在半圓平衡球上。一次把一手的啞鈴往胸部拉，再往下放，回到起始姿勢。重複上述動作，把另一手的啞鈴往胸部拉。

Exercise 5 啞鈴挺舉

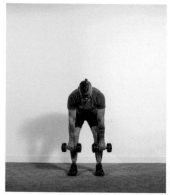 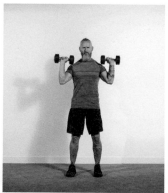 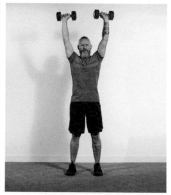

雙手各握一個啞鈴，屈體呈現蹲姿，雙膝保有一點柔軟，不要鎖死。啞鈴的位置應該落在膝蓋和腳踝的中段。蹲姿轉站姿，把啞鈴舉到與肩膀等高的位置，然後把它們從肩膀舉向空中。

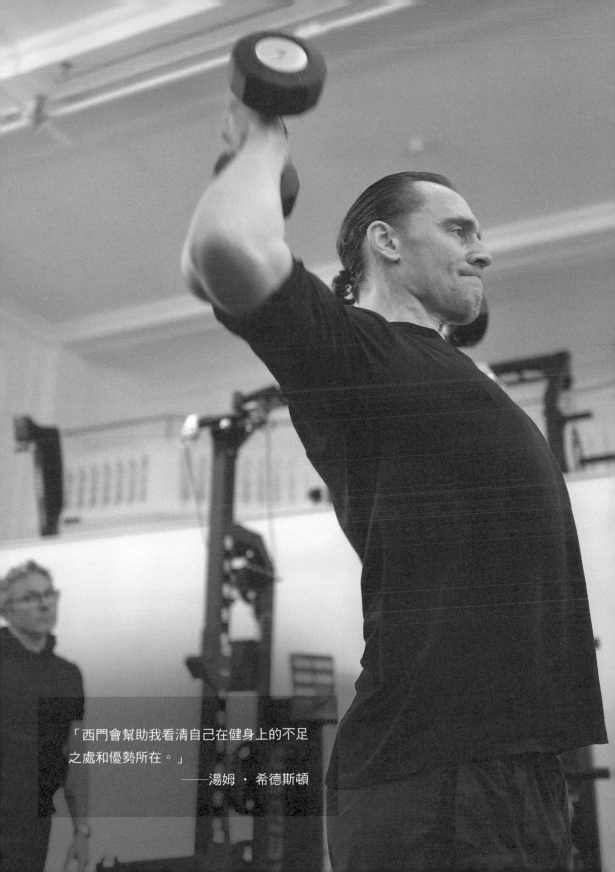

「西門會幫助我看清自己在健身上的不足
之處和優勢所在。」

——湯姆 · 希德斯頓

第 6 週
星期三

動態伸展

| 10〜15次 / 20〜30秒 |
| 15〜20次 / 30〜40秒 |
| 20〜25次 / 40〜50秒 |

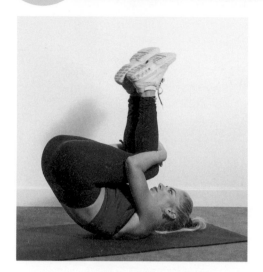

Exercise 1：下背部拉伸（請見第 110 頁）

Exercise 2：臀肌和梨狀肌拉伸

　　　　　（請見第 110 頁）

Exercise 3：抱膝滾動（請見第 111 頁）

Exercise 4：下背部扭轉（請見第 111 頁）

Exercise 5：上半身綜合拉伸

　　　　　（請見第 112 頁）

第 6 週
星期四

核心鍛鍊

| 10〜15次 / 20〜30秒 |
| 15〜20次 / 30〜40秒 |
| 20〜25次 / 40〜50秒 |

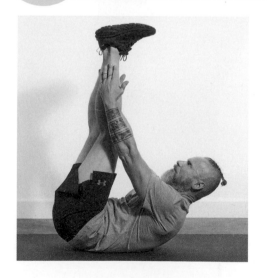

Exercise 1：負重捲腹（請見第 114 頁）

Exercise 2：負重提膝捲腹

　　　　　（請見第 115 頁）

Exercise 3：V 型捲腹（請見第 115 頁）

Exercise 4：斜腹轉體（請見第 116 頁）

Exercise 5：半仰臥起坐（請見第 116 頁）

第 6 週
星期五

全身性鍛鍊

10～15次 / 20～30秒
15～20次 / 30～40秒
20～25次 / 40～50秒

Exercise 1：你最弱的腿部訓練動作

Exercise 2：不對稱伏地挺身（請見第 147 頁）

Exercise 3：雙阻力帶跨步和側向小跳步
（請見第 126 頁）

Exercise 4：半圓平衡球交替啞鈴划船
（請見第 150 頁）

Exercise 5：啞鈴挺舉（請見第 150 頁）

永遠都要以正面、積極的方式與
自己對話。

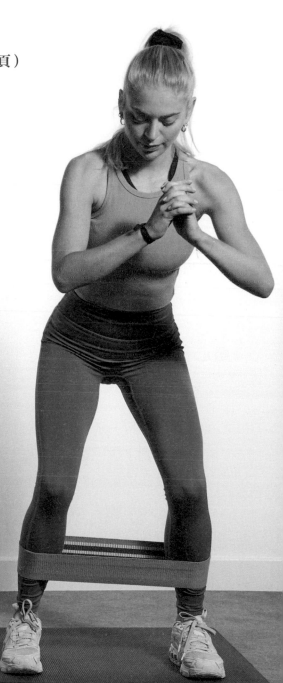

重點整理

營養補給

- 如果你真的很想吃某個東西，那就去吃吧，只不過要適量。不要給自己太多限制，或對自己太嚴苛。
- 做好準備是避免誘惑的關鍵。你很餓的時候，會拿到什麼就吃什麼。如果你能提前做好周全的計畫，在冰箱備妥新鮮、健康的食材，就可以為自己端出比較營養的料理。
- 如果你正在為健康飲食努力自備三餐，何不一次準備雙倍的食材，方便明天或本週的其他日子再次享用相同的菜色呢？

身心健康

- 如果在這一週的任何時間點，你有活力和動力不足的感覺，還覺得自己無法完成整個鍛鍊，請先讓自己動起來。一旦你做到了這一點，你的身體和思緒就會開始運轉，說不定你就能得到意想不到的驚喜。
- 鍛鍊後，你是會覺得想要在沙發上小睡一下，還是會覺得活力充沛？運動應該會讓你重新注滿活力，為新的一天做好準備。
- 正面積極的人生觀會讓你比較滿意自己的狀態，也會提升你的健身成效，因為你會知道自己正走在對的道路上，離某些激勵人心的成果愈來愈近。

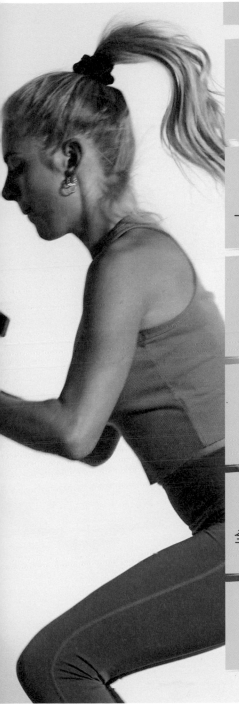

星期一 腿部鍛鍊	1. 阻力帶深蹲 2. 雙阻力帶跨步和側向小跳步 3. 後弓箭步 4. 負重跳箱深蹲 5. 負重阻力帶臀推
星期二 上半身鍛鍊	1. 不對稱伏地挺身 2. 抗力球肩部綜合訓練（搭配45度角側平舉） 3. 抗力球手臂綜合訓練 4. 半圓平衡球交替啞鈴划船 5. 啞鈴挺舉
星期三 動態伸展	1. 下背部拉伸 2. 臀肌和梨狀肌拉伸 3. 抱膝滾動 4. 下背部扭轉 5. 上半身綜合拉伸
星期四 核心鍛鍊	1. 負重捲腹 2. 負重提膝捲腹 3. V型捲腹 4. 斜腹轉體 5. 半仰臥起坐
星期五 全身性鍛鍊	1. 你最弱的腿部訓練動作 2. 不對稱伏地挺身 3. 雙阻力帶跨步和側向小跳步 4. 半圓平衡球交替啞鈴划船 5. 啞鈴挺舉
星期六 自由活動	做一些會讓你感受到活力的事。你有多久沒衝刺了？我說的是真正的短跑衝刺，不是跑速比較快的慢跑。你也可以騎自行車，或踢踢美式足球。

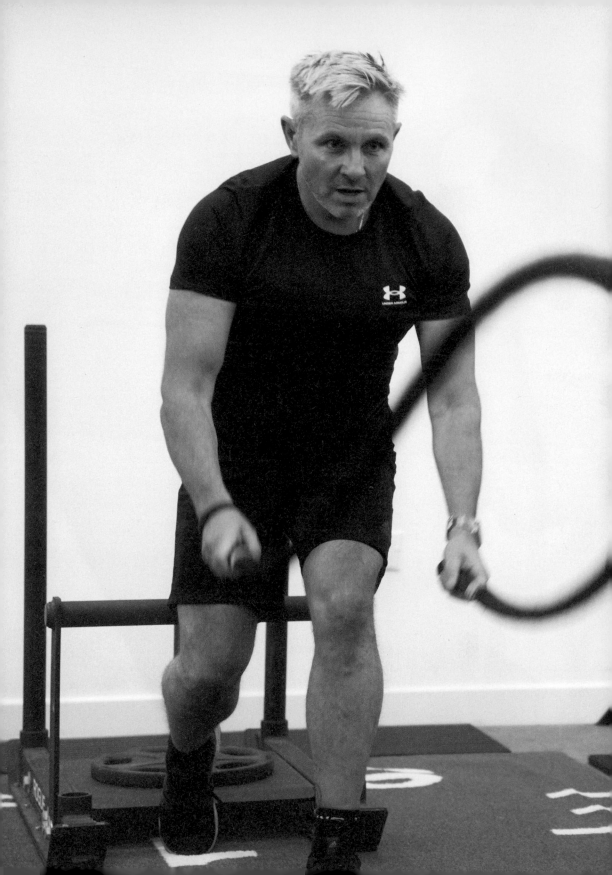

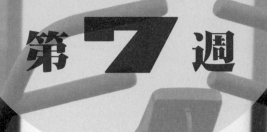

第 **7** 週

「在西門的幫助下，我才能夠持續以最好的健康和體能狀態，毫髮無傷地完成多部電影作品。」

——布萊絲・達拉斯・霍華
（Bryce Dallas Howard）

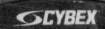

步上軌道

請千萬不要因為錯過某次的鍛鍊而感到罪惡。只要你是因為正當的理由無法執行當日訓練——也許是突然有很多事情要忙，或是必須參加一場很重要的家庭聚會，就絕對不要為此感到罪惡。你只需要記住，隔天一定要重返訓練。

鍛鍊架構	5-4（見 13 頁說明）	
健身輔具	☑ 阻力帶 ☑ 重訓椅 ☑ 半圓平衡球 ☑ 跳箱 ☑ 啞鈴 ☑ 藥球 （或其他阻力器材）	若有選擇「練核心的加碼動作」，可另行準備： ☑ 捲腹訓練架（cage） ☑ 壺鈴 ☑ 抗力球

因為某些無法抗拒的事情不得不取消某次的鍛鍊，和你因為有點煩、有點累或是提不起勁而取消鍛鍊，寧願把這一小時的時間用來做其他事情是完全不同的。後者很不可取。但如果你是因為正當理由無法如期執行訓練，那麼你就不應該為此覺得自己很糟。你必須兼顧現實，你

必須隨機應變。

　　一旦你走到了這份挑戰的這個階段，你的心理和生理狀態都已經建立了一套運作軌道，所以萬一你因為正當理由錯過了某一天的訓練，千萬不要覺得你所有的努力都會付諸流水。你已經完成了六個星期的訓練，完全不需要對此感到罪惡。你已經有所斬獲了，而且它們不會因為你錯過一次鍛鍊就一切歸零，所以你不應該為此責怪自己，這樣做對你沒有半點幫助。請記住，這份挑戰的目的，是增進你的體能狀態和心理健康。

調整優先順序

　　我們都希望能夠為自己做的每一件事付出百分之百的力氣，包括健身挑戰，但生活不見得能讓我們如願以償。每個人處理事情的優先順序都會不停變動，而且這樣的變動常常天天上演，所以萬一你必須花比較多的時間在職場或家庭上，也沒什麼關係，但你一定要記住自己的健身目標，還有你打算用什麼樣的方式完成這十週的挑戰。回頭看看第二週的文字，我寫了有關運動員如何學習自我管理的方法，所以他們會知道什麼時候該推自己一把，什麼時候又該放自己一馬；在調整日常事務的優先順序時，你也需要從這樣的角度去思考。

　　或許你還有幾天的休假，可以藉此機會好好鍛鍊一番；也或許你有個清閒的週末，可以多花點時間休養身心。不過，請不要因為求好心切，想要大幅提升接下來幾次鍛鍊的訓練強度，過量的訓練可能會讓你受傷。一旦你受傷了，你要取消的就不只是一次的訓練，而是要暫停整場挑戰。

　　在這一週，我把穿插在肌力訓練動作之間的有氧運動時間，從三分

鐘增加到四分鐘了。你的心血管系統已經隨著每週的鍛鍊變得更有效率，現在你應該有能力多做一分鐘的有氧運動了。第七週、第八週和第九週是啟動「後燃效應」（after-burn-effect），以及加快進展速度的時機。這一週我會安排全新的動態伸展和練核心動作。為了幫助你保持對訓練的投入和新鮮感，我還會針對練核心的部分，列出一些加碼動作，讓你在星期四練核心時，有更多的選擇。

倒數階段

如果你是演員，而我正在為你的角色做準備，那麼此刻已經進入你的倒數階段。先前，你給了自己十週的時間，為特定的角色或鏡頭做足準備，前六週，我們通常都是獨自默默耕耘，但現在，製作組會開始關心你的能力，例如你的力量和敏捷度。開拍前的三到四週左右，演員通常也會開始排演動作戲、定妝髮，以及調整服裝。你也一樣，到了最後幾週，你也應該想想，在最後的這段時間裡，你想要完成什麼。花一些時間思考，想一想你打算從中得到什麼。

腿部鍛鍊

Exercise 1 **負重阻力帶深蹲**

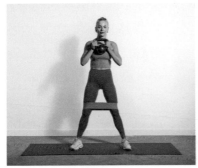

阻力帶套在雙膝上方。手持壺鈴（或其他可增加負重量的健身輔具），舉於胸口。站姿，雙腳距離與肩同寬，腳尖微微朝外。身體往下降，降至膝關節呈 90 度角時，停留在這個姿勢，默數到四。腳跟發力，把身體往上推，回到起始姿勢。

Exercise 2 **負重側弓箭步提膝**

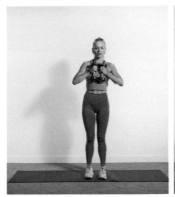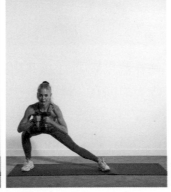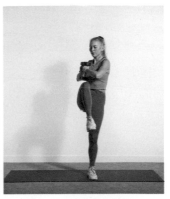

手持一對啞鈴或一顆壺鈴，舉於胸口。右腿先往右跨一步，然後蹲下，左腿保持伸直。右腳跟發力，把身體往上推，回到起始姿勢，並由立正轉變為右腿提膝的站姿。右腿以屈膝 90 度的姿勢往前舉起後，上半身往右側扭轉。回到起始姿勢，重複上述動作，換另一條腿做側弓箭步提膝。

Exercise 3　負重後弓箭步

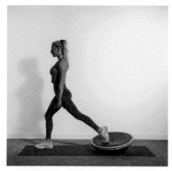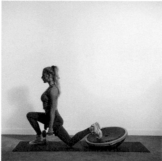

站姿，雙腳距離與肩同寬，手持一對啞鈴或一顆壺鈴。一腳往後跨，踩在半圓平衡球的硬面，並將膝蓋朝地面降。用力往上升，回到起始姿勢。視你選擇的訓練強度，重複上述動作數次。換另一腳做後弓箭步，重複次數相同。

Exercise 4　增強式跳箱

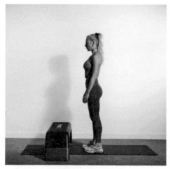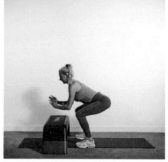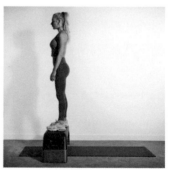

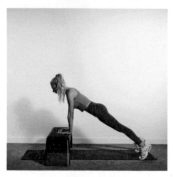

站在跳箱後方約 10 英吋或 25 公分的位置，雙腳距離與肩同寬，雙臂放在身體兩側。做出蹲姿，配合雙臂擺動的方向，雙腳同時往前跳上跳箱，在跳箱上站直。接著從跳箱退回地面，雙手撐著跳箱，雙腳先同時往後跳，再往前收回，回到起始姿勢。

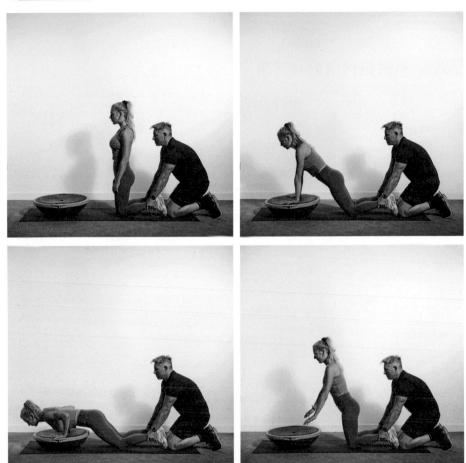

跪姿，但腳跟收在某個東西的下方（例如重訓椅），固定雙腿位置。如果你有訓練夥伴，可以請他們用手幫你固定雙腿。把半圓平衡球或跳箱放在你的前方，身體緩緩往前降，臀肌和大腿後肌持續收緊，降到手能碰到平衡球或跳箱的位置後，雙手撐住平面，繼續把身體往下降，直到手肘呈90度角。把自己往上推，回到起始位置。

上半身鍛鍊

Exercise 1 不對稱伏地挺身提膝

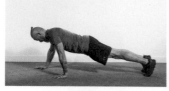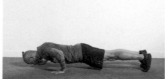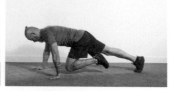

雙手距離與肩同寬，平貼地面，一手貼地的位置比另一手稍微前面一些。身體往下降，降到手肘呈 90 度角的位置。往上推，出力時吐氣，前方手掌退到與後方手掌齊平的位置，交替提起兩腿膝蓋，回到起始姿勢。每做一下不對稱伏地挺身前，都要對調雙手的前、後位置。

> 接受你處理事務的優先順序會不停變動的事實，所以在某些很重要的事情找上你時，你一定會不得不放掉某次的鍛鍊。

Exercise 2 跪姿肩部綜合訓練

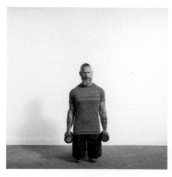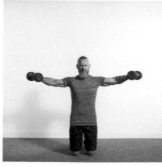

採取跪姿可以將上半身的肌群獨立出來，因為你會無法動用腿部的力量。做側平舉時，請以微微屈肘的姿勢，將兩手的啞鈴往身體兩側舉起，舉到與肩膀等高的位置。回到起始姿勢。

從側平舉轉換到肩推的動作。手握啞鈴,使雙臂以 90 度屈肘的姿勢,將啞鈴舉在距離耳朵約 6 英吋或 15 公分的位置。高舉啞鈴,讓它們輕輕地靠在一起。雙臂往身體兩側降,再次回到 90 度屈肘的姿勢。

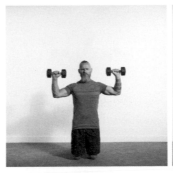 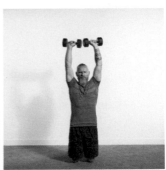

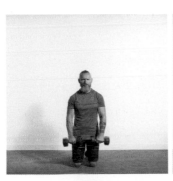 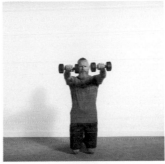

轉換到前平舉的動作。手握啞鈴,使它們貼著大腿,然後以微微屈肘的姿勢,將它們同時往前舉,舉到與肩膀等高的位置後,回到起始姿勢。

轉換到俯身划船的動作。脊椎、背部和頸部保持在正中位置。雙臂懸吊於身前,啞鈴要位在胸部下方、膝蓋的位置。微微屈肘,把啞鈴往身體兩側舉,舉到與肩膀等高的位置後,回到起始姿勢。

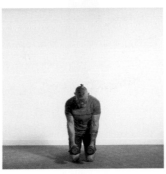 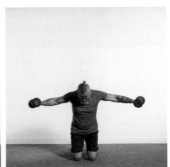

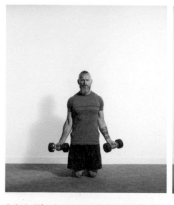 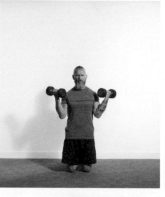 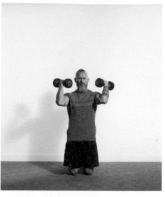

採取跪姿可以將肌群獨立出來。兩手各握一個啞鈴，使啞鈴離腿約 6 英吋或 15 公分，掌心朝身體前方。慢慢將啞鈴舉到與肩膀等高的位置，屈肘。手肘往上抬高幾英吋或 5 公分左右，對訓練肌群施加額外的刺激，然後回到起始姿勢。

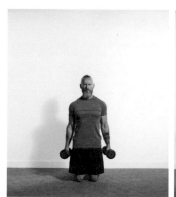 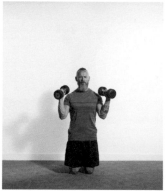 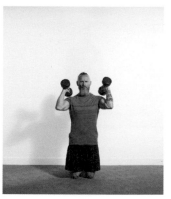

改變手的位置，掌心朝身體兩側，啞鈴貼近雙腿。把啞鈴彎舉到與肩等高的位置，然後稍微夾肘（這個動作可以對二頭肌施加額外的刺激），回到起始姿勢。

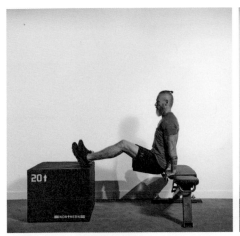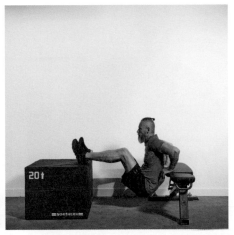

你需要準備一張重訓椅，做三頭肌撐體。若想增加阻力，可以準備兩張重訓椅，抬起雙腳做這個動作。你在做這個動作的起始姿勢時，應該只有掌心撐在重訓椅的邊緣，手指不會碰到重訓椅，且臀部應該近乎坐在手背上。身體往下降，直到手肘呈 90 度角。返回起始姿勢。

運用自身體重增加動作的阻力，雖會讓你的身體耗費比較多力氣，卻能為你的心理帶來更大的滿足感。

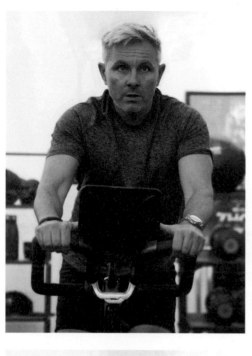
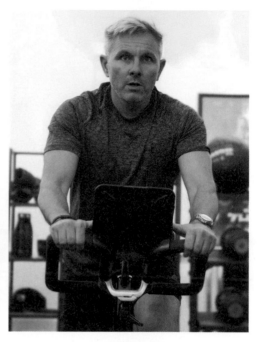
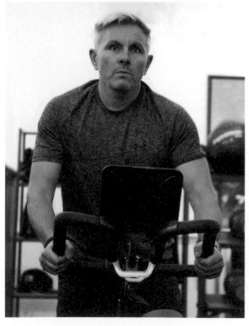
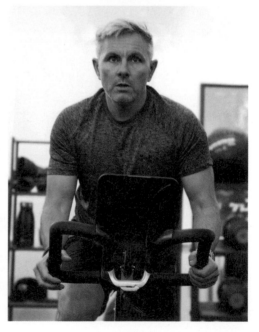

啞鈴划船增強式訓練

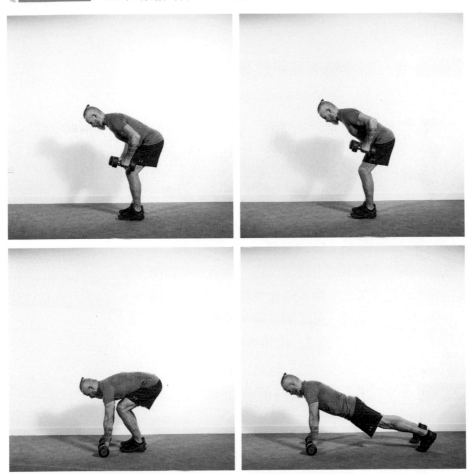

雙手各握一個啞鈴，屈體呈現蹲姿，雙膝保有一點柔軟，不要鎖死，啞鈴的位置應該落在膝蓋兩側。雙手同時把啞鈴拉向胸部，回到起始姿勢。將啞鈴置於地面，做增強式訓練，雙腳先同時往身體後側跳，再同時往前跳。回到起始姿勢。

Exercise 5 **啞鈴挺舉（請見第 150 頁）**

動態伸展

◖ Exercise 1 ◗ **後弓箭步髖部屈肌拉伸**

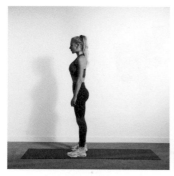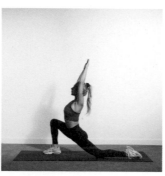

站姿，雙腳距離與肩同寬。一腳往後跨，膝蓋朝地面降。雙
臂高舉過頭，十指交扣，身體稍微往後傾，拉伸髖部屈肌。
若想讓這個伸展更加動態，可以加上前、後擺動的動作。回
到起始姿勢，重複上述動作數次，拉伸另一條腿。

◖ Exercise 2 ◗ **股四頭肌拉伸後弓箭步抱膝**

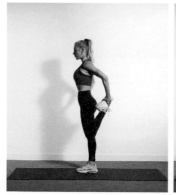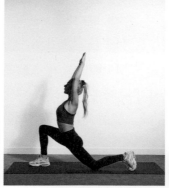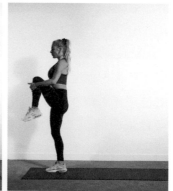

站姿，一腿往身體後方勾起，手抓住該腳前端，呈現標準的股四頭肌拉伸姿勢。
保持三十秒，然後讓那條腿向後跨，轉變成後弓箭步的姿勢，膝蓋碰地，雙臂
打直高舉頭頂。回到起始位置，將膝蓋往身體前方抬起，雙手抓住它，然後拉
向身體，緊抱胸前。現在重複上述動作，拉伸另一條腿。

Exercise 3 前彎踏步轉站姿

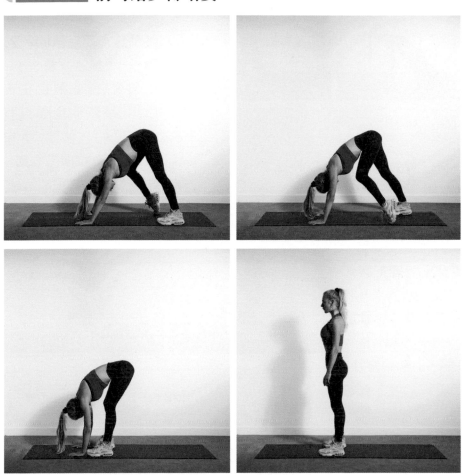

屈體前彎，雙手平貼地面，臀部往上抬。雙腳左、右輪流踏步，讓它們永遠只有一側的腳跟離地。以這樣的踏步往前走，走到雙腳位於雙手之間後，再慢慢站起來。

Exercise 4 上半身綜合拉伸

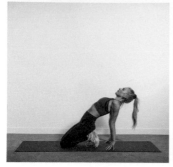
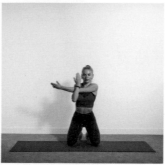

膝蓋跪地，臀部坐在腳跟上。雙手置於身體後方的地面，拉伸肩部和腹部肌肉。做下一個伸展動作，保持相同的跪姿。一手橫過身體，另一手架著它，並把它往胸口拉，拉到你感覺到有股舒服的拉伸感。重複上述動作，拉伸另一側。

現在雙臂伸向背後，雙手交握。一邊輕輕舉起雙手，讓它們遠離身體、往上抬升，一邊把胸部輕輕挺起。接下來，將一手高舉過頭，手掌放在背上，手指直指脊椎。另一手對手肘稍稍施力，拉伸三頭肌。現在重複上述動作，拉伸另一側。

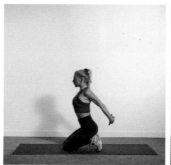
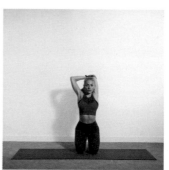

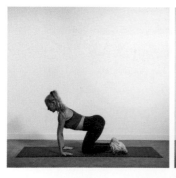
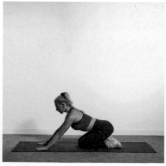

膝蓋跪地，雙掌平貼地面，手指朝後指向自己。拉伸前臂，身體微微後傾。跪坐，雙掌同樣平貼地面，但手指朝前指向前方。然後順時針轉一轉手腕，再逆時針轉一轉手腕。

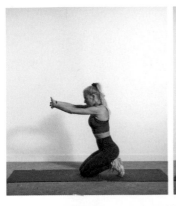
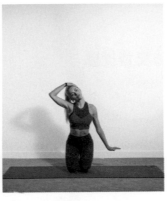

雙手在身前交握，將它們推離自己，肩胛骨打開。停
留在這個姿勢片刻，然後回到起始姿勢。做最後一個
伸展動作，一手放在頭上，手指輕貼對側的太陽穴，
輕輕施力，讓頭往同側傾斜，你會感覺到頸部有股舒
服的拉伸感。重複上述動作，拉伸另一側。

◖ Exercise 5 ◗ 外展肌和大腿後肌綜合拉伸

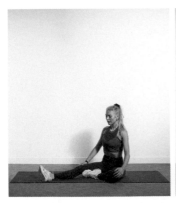
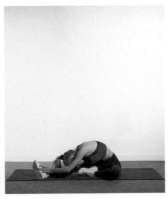
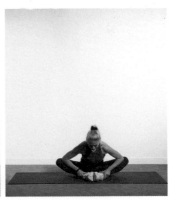

坐在地板上，一腿往身體前方伸直，另一腿往內拉，腳跟緊貼第一條腿的內側。
屈身，上半身往前、朝腳尖的方向伸展，直到碰到腳趾。仍然坐著，雙腳腳掌
相貼，雙手握住腳踝。手肘放在膝蓋上，把膝蓋往下按。

◗ Exercise 1　半圓平衡球交替提膝

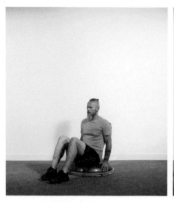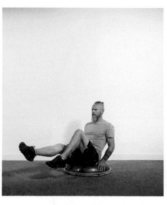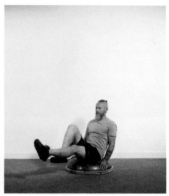

坐在硬面朝下的半圓平衡球上，雙手放在平衡球兩側，身體微微向後傾。單腿的膝蓋朝胸部抬起，然後放下，以相同的方式抬起另一腿的膝蓋，兩腿交替提膝。左、右膝各抬起一次，才算是完成一次的半圓平衡球交替提膝。

◗ Exercise 2　半圓平衡球抬腿

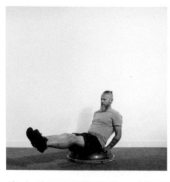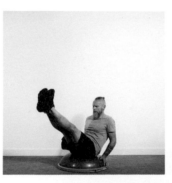

坐在半圓平衡球上，雙手放在平衡球兩側，身體微微向後傾，舉起雙腿，懸在與地面平行的位置。雙腿抬高到與地面夾約 45 度角的位置，然後回到起始位置。腹部持續出力、保持在收緊的狀態。

Exercise 3 半圓平衡球腳跟點地

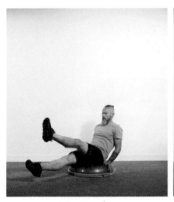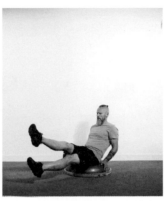

坐在半圓平衡球上，雙手放在平衡球兩側，身體微微向後傾，舉起雙腿，懸在與地面平行的位置，保持在打直的狀態。一腳的腳跟點地，再換另一腳，雙腳腳跟交替點地。

Exercise 4 藥球轉體

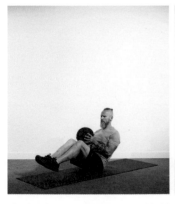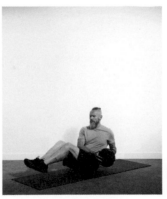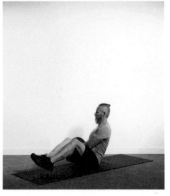

坐在地上，雙腳稍微抬離地面，手持一顆藥球（或任何可增加負重量的健身球），舉在身體前側。旋轉上半身，讓球體碰到左側的地面，回到起始姿勢。旋轉上半身，讓球體碰到右側的地面，回到起始姿勢。

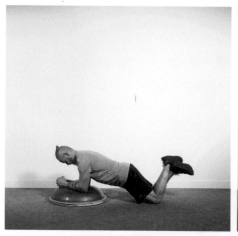 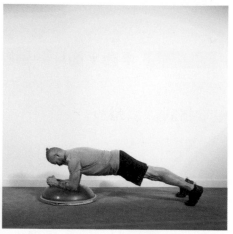

膝蓋跪地，腳踝在身後交叉，手肘放在半圓平衡球上，雙手在身前交握。
核心和臀部肌群持續出力、保持在收緊的狀態，依照你的訓練強度保持這
個姿勢一段時間（請參閱訓練強度分級）。若想挑戰這個動作的進階版，
你可用平板式的姿勢做這個動作——髖部上抬、雙膝離地。

請永遠把你的目標放在心上——
絕對不要忘了它。

練核心加碼動作

10～15次 / 20～30秒	
15～20次 / 30～40秒	
20～25次 / 40～50秒	

如果你手邊還有其他的健身輔具,你或許會想要用更多元的方式鍛鍊核心。以下提供幾個加碼動作,可以依照個人的狀況嘗試看看。

◖ 捲腹訓練架捲腹

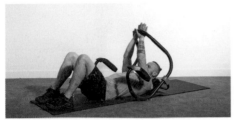 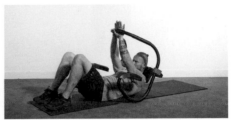

仰躺地面,手指輕輕扶著訓練架,頭靠在靠墊上。抬起上半身,擠壓腹肌,然後放低身體。你可能會發現,在這個訓練架的輔助下,比較能控制捲腹的節奏。

如果你沒有捲腹訓練架,也可以利用「讀秒」,控制捲腹的節奏——抬起上半身3秒,放低上半身3秒。

◖ 捲腹訓練架捲腹提膝

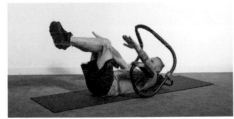 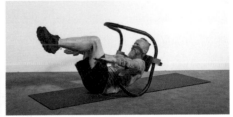

仰躺地面,頭靠在靠墊上。膝蓋朝胸部抬起,上半身保持一直線,前臂對訓練架的扶手施力。抬起上半身,擠壓腹肌,同時將雙膝併攏。回到起始姿勢。

環身壺鈴擺盪

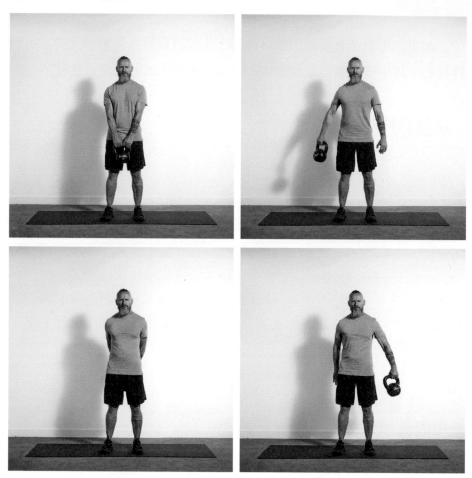

膝蓋不要鎖死、稍微保持柔軟，腹肌收緊，拿起壺鈴。雙手以順時針的方向，由前至後的繞著身體傳遞壺鈴，讓壺鈴不停在兩手之間擺盪。如果你會因為負重失去平衡，就必須藉由這個動作來穩定自己的核心。

你的身體不是只會前、後和左、右移動，它還喜歡轉動。這樣的動作能提高你活動的靈活度。

◀ 抗力球 V 型捲腹

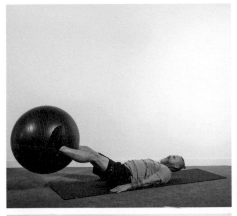 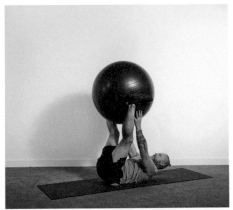

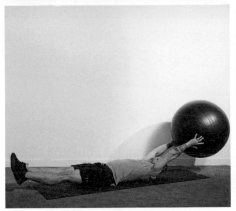 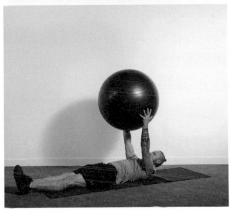

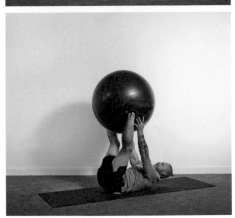

仰躺地面，將一個抗力球放在雙腳
之間的地上。雙腳夾住球體，抬起
雙腿，雙手抓住球體。用雙手持續
將球體往後移動，直到球體接觸到
頭頂後方的地面。 接下來，將球體
帶往身體的中段。雙腳往上移動，
扣住球體。這樣才算是完成一次的
抗力球 V 型捲腹動作。

◀ 抗力球平板式畫圓

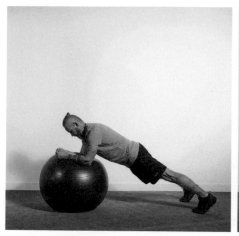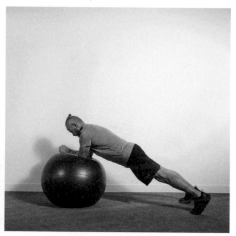

前臂放在抗力球上，身體呈現平板式的姿勢，雙腿往身體後側伸直。將球體稍微往前推，腹肌收緊，背部保持在正中位置。手臂撐著球體定點畫圓，先順時針畫，再逆時畫。

◀ 抗力球捲腹拉繩

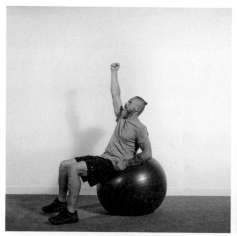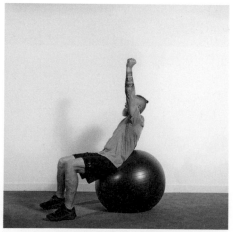

坐在抗力球上，雙腳平貼地面，上半身向後傾斜，想像你正用雙手交替拉動繩子，每次拉繩都要搭配捲腹的動作，將上半身往上抬。

第 7 週
星期五

全身性鍛鍊

10～15次 / 20～30秒
15～20次 / 30～40秒
20～25次 / 40～50秒

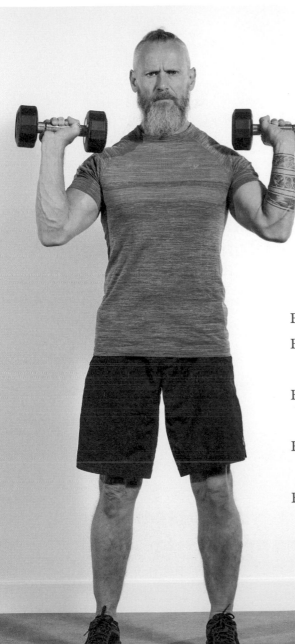

Exercise 1：你最弱的腿部訓練動作

Exercise 2：不對稱伏地挺身提膝
（請見第 164 頁）

Exercise 3：負重側弓箭步提膝
（請見第 161 頁）

Exercise 4：啞鈴划船增強式訓練
（請見第 169 頁）

Exercise 5：啞鈴挺舉（請見第 150 頁）

重點整理

營養補給

- 隨身攜帶飲水，並定時補充水分。時不時地啜飲幾口，會比一口氣灌下一大杯好。
- 腸道健康非常重要，因為它可以讓營養素得到良好的吸收和利用，幫助你修復和補給能量。想要改善腸道健康，你需要攝取益生菌，泡菜（發酵的蔬菜）或克菲爾優格（發酵的乳製品）等食物都含有益生菌。如果你覺得自己活力充沛且睡得很好，通常表示你的腸道很健康。
- 飲食不要過於單一，單一到每週七天、每日三餐都吃一樣的東西。如果你都不吃某類食物，你的身體可能會以為它不需要再生成某些腸道細菌。
- 持續學習營養知識。盡可能多閱讀食物方面的資訊，了解它們對你的功效，並掌握它們分量。營養是一門學無止盡的學問。

身心健康

- 你的計畫應該能激發你對生活的熱情。你從別人口中得到的最好讚美不是「外貌升級」，而是「變得積極和充滿活力」。
- 萬一這一週你無法按計畫落實該有的訓練強度，請不要怪罪自己。永遠記住，凡事總是有做比沒做好。
- 如果你的訓練鬥志因某些日常的個人事務受到影響，請對自己寬容一些。今天就盡量完成你能做到的部分，明天再全然投入訓練。

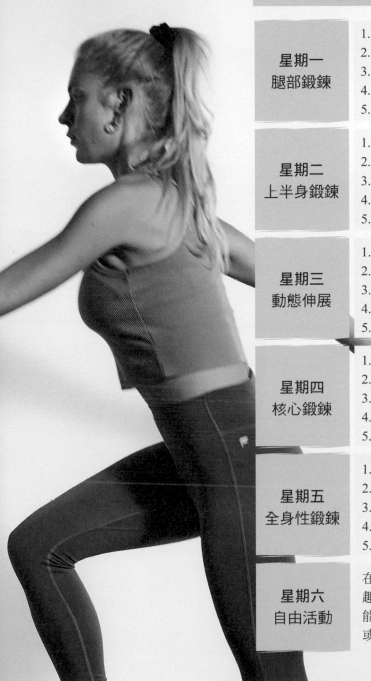

當週鍛鍊架構：5-4

星期一 腿部鍛鍊	1. 負重阻力帶深蹲 2. 負重側弓箭步提膝 3. 負重後弓箭步 4. 增強式跳箱 5. 半圓平衡球北歐式彎舉
星期二 上半身鍛鍊	1. 不對稱伏地挺身提膝 2. 跪姿肩部綜合訓練 3. 跪姿手臂綜合訓練 4. 啞鈴划船增強式訓練 5. 啞鈴挺舉
星期三 動態伸展	1. 後弓箭步髖部屈肌拉伸 2. 股四頭肌拉伸後弓箭步抱膝 3. 前彎踏步轉站姿 4. 上半身綜合拉伸 5. 外展肌和大腿後肌綜合拉伸
星期四 核心鍛鍊	1. 半圓平衡球交替提膝 2. 半圓平衡球抬腿 3. 半圓平衡球腳跟點地 4. 藥球轉體 5. 半圓平衡球平板式
星期五 全身性鍛鍊	1. 你最弱的腿部訓練動作 2. 不對稱伏地挺身提膝 3. 負重側弓箭步提膝 4. 啞鈴划船增強式訓練 5. 啞鈴挺舉
星期六 自由活動	在星期六的自由活動時間嘗試一些有趣的事情怎麼樣？（這些事情你有可能在孩提時期之後，就再也沒做過。）或許，你可以久違地摸摸自己的腳趾。

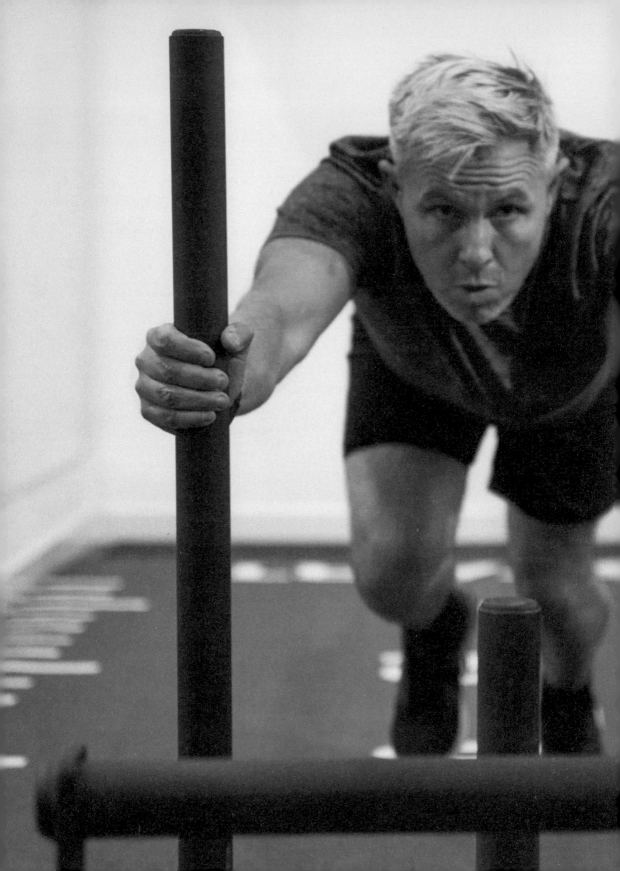

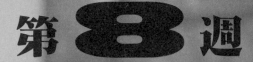

第 **8** 週

「對我而言，與西門一起進行準備訓練是一件不可或缺的事。拍電影就像在跑馬拉松——如果沒有事先做足準備，最終一定會付出代價。」

——迪亞戈・盧納（Diego Luna）

樂在其中

　　一旦你開始看到成果，自然而然就會想要做得更多、練得更勤，因為你會覺得最終目標就近在咫尺。我們常常認為多多益善，但在健身這方面，這個想法不見得成立。很多時候，「少即是多」的觀念才有益健身。

鍛鍊架構	5-4（見 13 頁說明）	
健身輔具	☑ 腳踝負重綁帶 ☑ 槓心和槓片 ☑ 重訓椅 ☑ 半圓平衡球 ☑ 跳箱 ☑ 啞鈴 ☑ 抗力球	若有選擇「練核心的加碼動作」，可另行準備： ☑ 捲腹訓練架 ☑ 壺鈴 ☑ 抗力球

　　到了這個階段，你可能會發現自己渴望做更多的訓練。也許就在幾週前，在那個討人厭的第六週，你還在想「我不想再練了」，但現在，你卻會覺得自己練得不夠。你總是會想要做些鍛鍊，也或許，你會認為

你應該提升訓練量。雖然充滿幹勁是件好事——而且這是你突飛猛進的好時機，但務必小心，千萬不要把自己逼得太緊。在調整訓練量時，請盡量按照我的建議進行。

訓練演員時，我必須幫那些想不停增加訓練量的人踩煞車。因為，就我的經驗來說，雖然你有辦法在健身房做更長時間的鍛鍊，但這並不會帶給你額外的好處。相對的，此舉說不定還會把身體操過頭，讓肌肉來不及在下一次的鍛鍊前恢復狀態。在訓練量合宜的情況下，你的身體能夠在訓練後，及時排出鍛鍊後產生的乳酸和其他毒素。但如果訓練量超出了你的能力，身體就需要用更長的時間來清除毒素和乳酸，從而導致這些化學物質滯留在肌肉組織中，引發痠痛。

穩步向前

倘若你增加了訓練量，卻沒有得到預期的成果，可能會覺得很洩氣，甚至連動力都會受到影響。這個時候，不要偏離你原本的軌道通常是最好的因應之道；你只需要堅定自己的方向，穩步增加你此刻的訓練量就好（就像在這次挑戰中，你一直以來在做的那樣）。如果穩中求進的步調對你有用，而且你依然有持續從中得到收穫，就請你繼續以這樣的方式走下去。如果你有徹底貫徹我創建的這份計畫（它集結了我超過二十五年的經驗和成果），可能會發現自己對訓練的吃力程度稍微降低了一些，體能狀態也變得更好了。這是很棒的感覺，請好好享受它！

如果你想利用增加阻力、重複次數或有氧運動的強度，增加你此刻的訓練量，你仍然可以這麼做，但上調的幅度要比你自認可以做到的訓練量低個 10% 或 20%。這樣的調整方式比較合理，能夠讓你在上調訓練量之餘，繼續保有應對後續挑戰的能力。除此之外，我不建議你把這

一週的訓練量拉太高的另一個原因是，下一週是你測試自己極限的時刻。你會想要以最好的狀態去進行這場測試。因此，如果你覺得本週的訓練量讓你行有餘力，就把那些活力投注到你生活中的其他面向，例如你的工作或家庭，享受那種「活力大增」的感覺。

純肌力或純有氧

　　雖然你仍會按照我的鍛鍊架構進行這一週的訓練，但這一週你可以視你個人的目標，決定要不要採取「純肌力」或「純有氧」的鍛鍊菜單。若你想要採取純肌力的鍛鍊菜單，可以用星期四的練核心動作取代有氧運動。若你喜歡純有氧的鍛鍊方式，那麼就應該在鍛鍊菜單裡融入更多比較動態的動作；比方說，執行方式自由又多變的繩梯訓練。繩梯是很棒的動態健身輔具，可以用來進行各種朝前後、左右或上下移動的跨步訓練，也可以用來進行各式的跳躍訓練。你還可以嘗試用半圓平衡球來提升動作的動態，將軟面朝上，提高執行動作時的變化、速度和靈活度。或者，你可以利用增強式訓練，提升鍛鍊菜單的有氧度。 如果可以，請將各式負重或阻力訓練動作，都換成比較動態的動作。不過，你不用覺得自己一定要做出這番改變：說不定你會想要維持過往的訓練模式。

　　請不要忘了，在星期四，你有更多的練核心動作可以選擇（欲了解該怎樣正確且安全的執行這些動作，請參閱第 7 週的逐步說明）。

腿部鍛鍊

10～15次 / 20～30秒
15～20次 / 30～40秒
20～25次 / 40～50秒

Exercise 1 **抗力球深蹲**

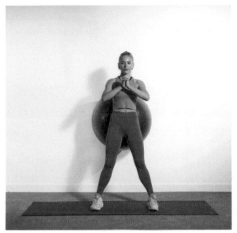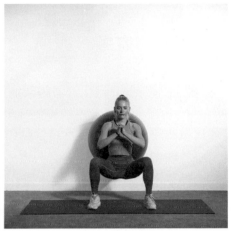

用背部中段將抗力球抵於牆面，雙腳距離與肩同寬，腳尖微微朝外。雙臂可垂放於身體兩側，也可屈肘、雙手交握於胸前（此手勢有助脊椎保持在正中位置）。緩緩把身體往下滑，滑到抗力球來到你的上背部，且膝關節呈 90 度角時，停留在這個姿勢，默數到四。腳跟發力，把身體往上推，回到起始姿勢。

體能變好是一種很棒的感覺，請好好品味這番感受。

雙重負重側弓箭步提膝

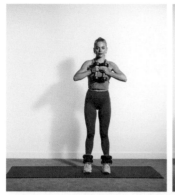 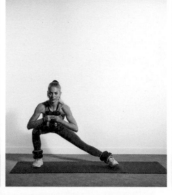 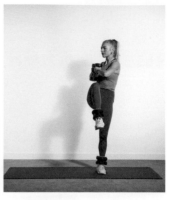

戴上腳踝負重綁帶可以增加執行這個動作的阻力，手持一個重量適中的負重健身輔具，舉於胸口。右腿先往右跨一步，然後蹲下，左腿保持伸直。右腳跟發力，把身體往上推，回到起始姿勢，並由立正轉變為右腿提膝的站姿。右腿以屈膝 90 度的姿勢往前舉起後，上半身往右側扭轉。回到起始姿勢，重複上述動作，換另一條腿做側弓箭步提膝。

後弓箭步跳躍

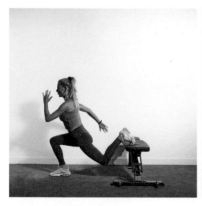 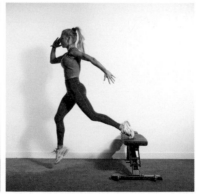

站姿，雙腳距離與肩同寬，一腳踩在身後的重訓椅上。以弓箭步的姿勢，將後腳的膝蓋往地面降。用力往上升，回到起始姿勢，然後做一個前腳離地的小跳躍。視你選擇的訓練強度，重複上述動作數次，再換另一腳做後弓箭步跳躍。

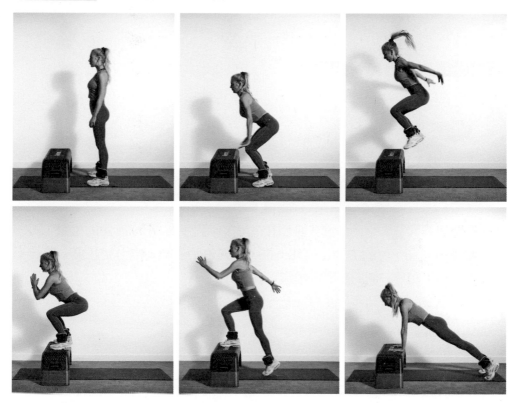

戴上腳踝負重綁帶，站在跳箱後方約 10 英吋或 25 公分的位置，雙腳距離與肩同寬，雙臂放在身體兩側。做出蹲姿，配合雙臂擺動的方向，雙腳同時往前跳上跳箱，再往後跨步從跳箱退回地面。雙手撐著跳箱，雙腳先同時往後跳，再往前收回，回到起始姿勢。

Exercise 5　半圓平衡球北歐式彎舉（請見第 163 頁）

上半身鍛鍊

Exercise 1 伏地挺身側提膝

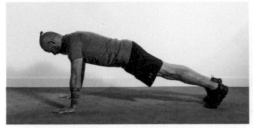 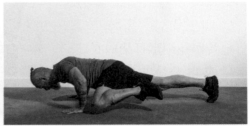

雙手距離與肩同寬，平貼地面。身體往下降，降到手肘呈 90 度角的位置，將一側的膝蓋朝同側手肘的方向提。往上推，回到起始姿勢，出力時吐氣。重複上述動作，換提起另一側的膝蓋，兩腿交替進行。

Exercise 2 慢速跪姿肩部綜合訓練

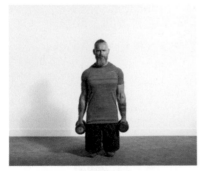 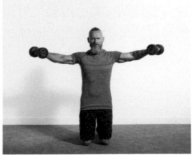

採取跪姿，可以將上半身的肌群獨立出來，因為你會無法動用腿部的力量。放慢做這組動作的速度，可以延長肌群受到鍛鍊的時間。做側平舉時，請以微微屈肘的姿勢，緩緩將兩手的啞鈴往身體兩側舉起，舉到與肩膀等高的位置。回到起始姿勢。

從側平舉轉換到肩推的動作。手握啞鈴，使雙臂以90度屈肘的姿勢，將啞鈴舉在距離耳朵約6英吋或15公分的位置。緩緩高舉啞鈴，讓它們輕輕地靠在一起。雙臂往身體兩側降，再次回到90度屈肘的姿勢。

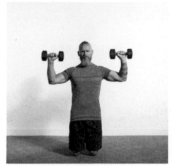

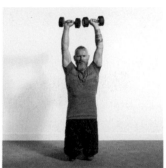

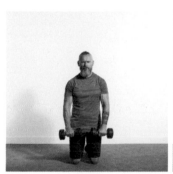

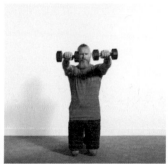

轉換到前平舉的動作。手握啞鈴，使它們貼著大腿，然後以微微屈肘的姿勢，緩緩將它們同時往前舉，舉到與肩膀等高的位置後，回到起始姿勢。

轉換到俯身划船的動作。脊椎、背部和頸部保持在正中位置。雙臂懸吊於身前，啞鈴要位在胸部下方、膝蓋的位置。微微屈肘，緩緩把啞鈴往身體兩側舉，舉到與肩膀等高的位置後，回到起始姿勢。

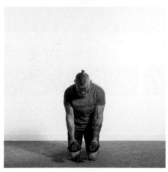

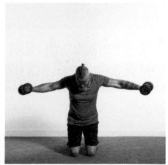

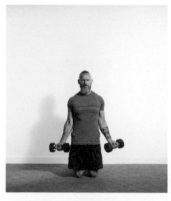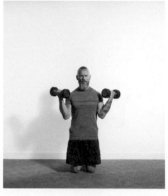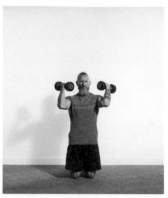

採取跪姿可以將肌群獨立出來。兩手各握一個啞鈴，使啞鈴離腿約 6 英吋或 15 公分，掌心朝身體前方。慢慢將啞鈴舉到與肩膀等高的位置，屈肘。手肘往上抬高幾英吋或 5 公分左右，對訓練肌群施加額外的刺激，然後回到起始姿勢。

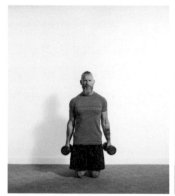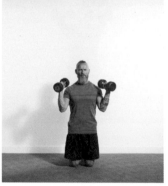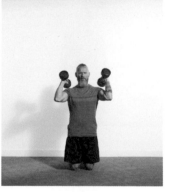

改變手的位置，掌心朝身體兩側，啞鈴貼近雙腿。把啞鈴彎舉到與肩等高的位置，然後稍微夾肘（這個動作可以對二頭肌施加額外的刺激），回到起始姿勢。

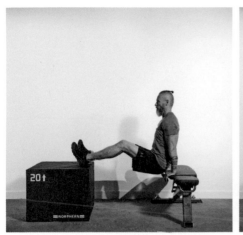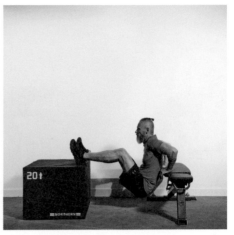

你需要準備一張重訓椅,做三頭肌撐體。若想增加阻力,可以準備兩張重訓椅,抬起雙腳做這個動作。你在做這個動作的起始姿勢時,應該只有掌心撐在重訓椅的邊緣,手指不會碰到重訓椅,且臀部應該近乎坐在手背上。身體往下降,直到手肘呈 90 度角。返回起始姿勢。

此刻請不要把自己逼得太緊或練得太拚,因為這可能會損害你完成後續挑戰的能力。

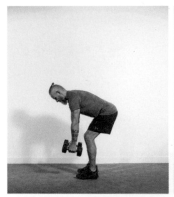
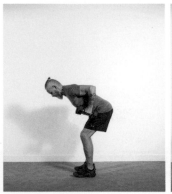
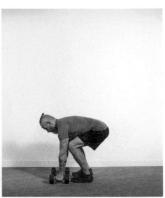

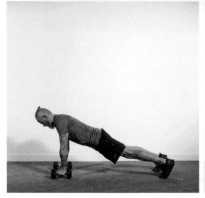
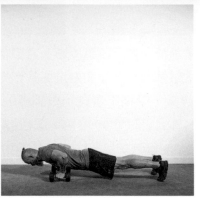

雙手各握一個啞鈴，屈體呈現蹲姿，雙膝保有一點彈性，不要鎖死。啞鈴的位置應該落在膝蓋和腳踝的中段。雙手同時把啞鈴拉向胸部，回到起始姿勢。

現在將啞鈴置於地面，做增強式訓練，雙腳同時往身體後側跳。做一個伏地挺身，然後雙腳再同時往啞鈴的方向收，回到起始姿勢。

挺舉增強式訓練

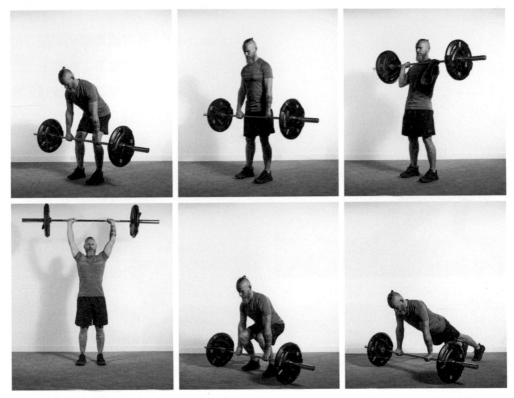

把槓鈴調整到適當的重量。站在槓鈴前，雙腳距離與肩同寬。正手握住槓心，背部和頸部保持在正中位置。提起槓鈴時，槓心會自然地刷過你的大腿。把槓鈴拉向胸部，手肘向前挺出，此時掌心會朝向天花板。舉起槓鈴，直到雙肘鎖死或打直。先把槓鈴降到胸部，再翻掌把槓鈴降至大腿，然後放回地面。雙腳距離與肩同寬，蹲下。雙腳先同時往身體後側跳，再同時往槓心的方向收，回到起始姿勢。從頭到尾，雙手都要握著槓心。

動態伸展

10～15次 / 20～30秒	
15～20次 / 30～40秒	
20～25次 / 40～50秒	

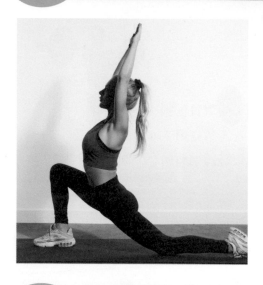

Exercise 1：後弓箭步髖部屈肌拉伸
（請見第 170 頁）

Exercise 2：股四頭肌拉伸後弓箭步抱膝
（請見第 170 頁）

Exercise 3：前彎踏步轉站姿
（請見第 171 頁）

Exercise 4：上半身綜合拉伸
（請見第 172 頁）

Exercise 5：外展肌和大腿後肌綜合拉伸
（請見第 173 頁）

核心鍛鍊

10～15次 / 20～30秒	
15～20次 / 30～40秒	
20～25次 / 40～50秒	

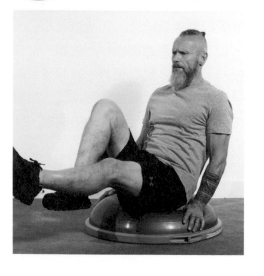

Exercise 1：半圓平衡球交替提膝
（請見第 174 頁）

Exercise 2：半圓平衡球抬腿
（請見第 174 頁）

Exercise 3：半圓平衡球腳跟點地
（請見第 175 頁）

Exercise 4：藥球轉體（請見第 175 頁）

Exercise 5：半圓平衡球平板式
（請見第 176 頁）

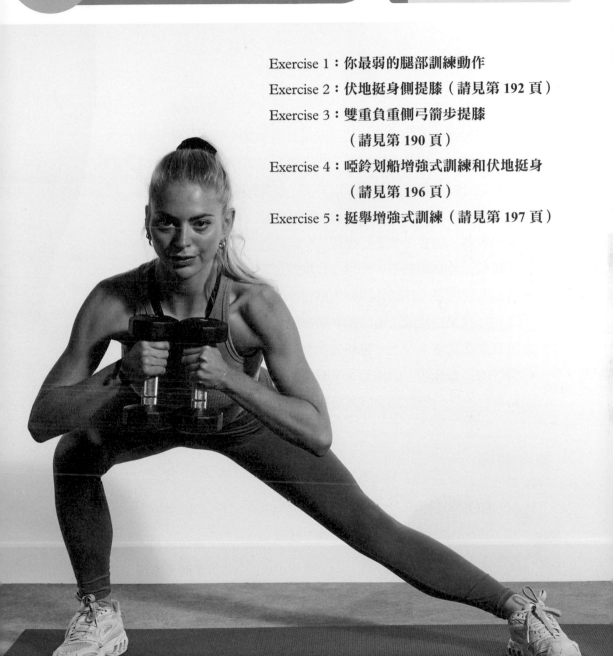

全身性鍛鍊

10～15次 / 20～30秒

15～20次 / 30～40秒

20～25次 / 40～50秒

Exercise 1：你最弱的腿部訓練動作

Exercise 2：伏地挺身側提膝（請見第 192 頁）

Exercise 3：雙重負重側弓箭步提膝

（請見第 190 頁）

Exercise 4：啞鈴划船增強式訓練和伏地挺身

（請見第 196 頁）

Exercise 5：挺舉增強式訓練（請見第 197 頁）

重點整理

營養補給

- 我喜歡主題日，因為它們是讓你吃得營養，又不會覺得飲食內容限制太多或太無趣的好幫手。比方說，你可以星期一吃蛋奶素、星期二吃海鮮素、星期三吃純素、星期四吃白肉，以及星期五吃紅肉。在安排每日的飲食主題時，除了要了解你適合什麼樣的飲食，還要考量到什麼樣的飲食能讓你持之以恆。碰到午、晚餐要外食的日子，你也可以視情況變更當日主題，畢竟在外食的情況下，你恐怕很難按照原本的計畫安排飲食。

- 不要成為飲食糾察隊。這是指在聚餐場合上，不要把你的營養計畫強加在其他人身上。每個人與食物的關係都不同，不要讓你嚴苛的飲食條件，使得整場聚餐變成其他人的夢魘！也不要因為自己的某一頓飯跳脫飲食計畫，就倍感壓力。

身心健康

- 切記，如果你不給自己休養的時間，就無法在這份計畫中取得進展。請把休養這件事看得跟鍛鍊一樣重要。

- 在冷水中游泳可以增進免疫系統的運作，也有助於身體將毒素排出體外。泡在水中對身體的恢復也非常有幫助，因為此舉可以大大減輕身體的負重，進而降低它所承受的壓力。

- 睡覺是恢復體能狀態的最佳利器。如果你睡得很好，身體狀態應該就能恢復得很好。

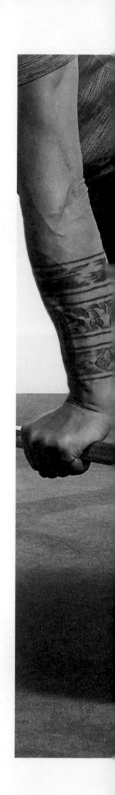

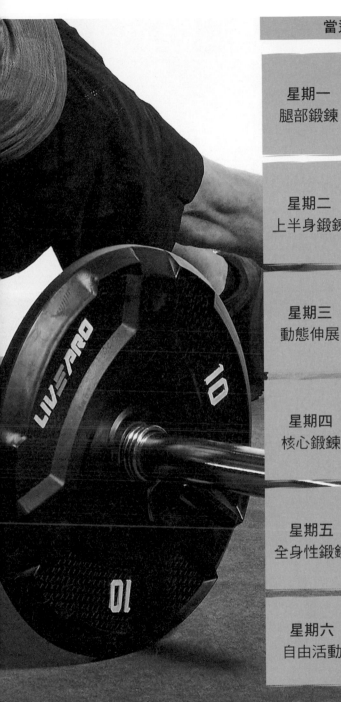

當週鍛鍊架構：5-4	
星期一 腿部鍛鍊	1. 抗力球深蹲 2. 雙負重側弓箭步提膝 3. 後弓箭步跳躍 4. 負重增強式跳箱 5. 半圓平衡球北歐式彎舉
星期二 上半身鍛鍊	1. 伏地挺身側提膝 2. 慢速跪姿肩部綜合訓練 3. 跪姿手臂綜合訓練 4. 啞鈴划船增強式訓練和伏地挺身 5. 挺舉增強式訓練
星期三 動態伸展	1. 後弓箭步髖部屈肌拉伸 2. 股四頭肌拉伸後弓箭步抱膝 3. 前彎踏步轉站姿 4. 上半身綜合拉伸 5. 外展肌和大腿後肌綜合拉伸
星期四 核心鍛鍊	1. 半圓平衡球交替提膝 2. 半圓平衡球抬腿 3. 半圓平衡球腳跟點地 4. 藥球轉體 5. 半圓平衡球平板式
星期五 全身性鍛鍊	1. 你最弱的腿部訓練動作 2. 伏地挺身側提膝 3. 雙負重側弓箭步提膝 4. 啞鈴划船增強式訓練和伏地挺身 5. 挺舉增強式訓練
星期六 自由活動	如果你喜歡競爭的感覺，或許可以邀請親友來一場小小的競賽活動。這個活動可以是一場迷你的鐵人三項，也可以是一些更平易近人的運動。

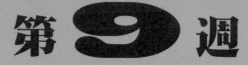

第 9 週

「西門不只能幫助你提升體能，他還能讓你
在走出健身房時，覺得自己棒呆了。」

——路克 · 伊凡斯（Luke Evans）

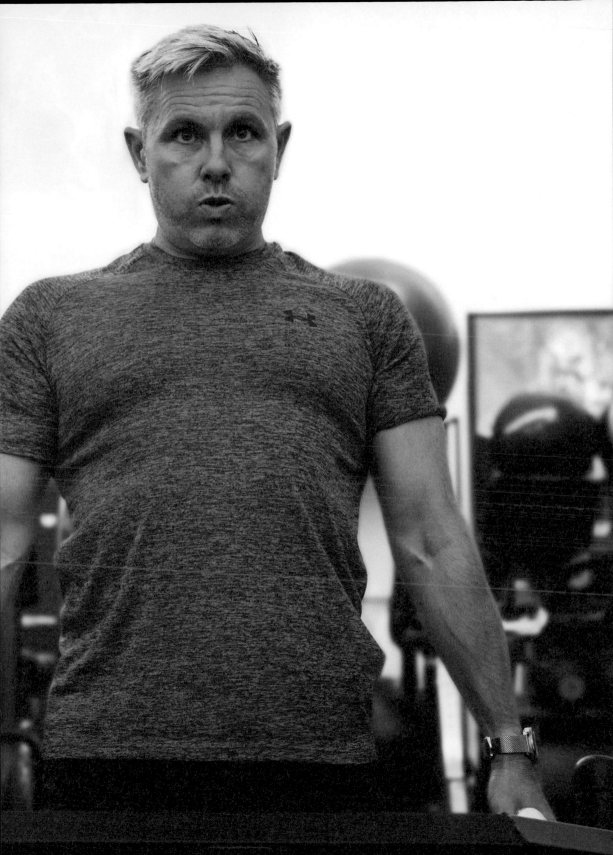

探索極限

這一週是你的攻頂時刻。你會測試自己的能耐，看看在這條路上，你能走到多遠。你會在這一週看見自己的極限在哪裡。

鍛鍊架構	5-5（見 13 頁說明）	
健身輔具	☑ 腳踝負重綁帶 ☑ 阻力帶 ☑ 槓心和槓片 ☑ 重訓椅 ☑ 半圓平衡球 ☑ 跳箱 ☑ 啞鈴 ☑ 啞鈴、壺鈴或藥球 ☑ 階梯踏板 ☑ 負重背心	若有選擇「練核心的加碼動作」，可另行準備 ☑ 捲腹訓練架 ☑ 壺鈴 ☑ 抗力球

你漸漸掌控了身體活動、休息和補給能量的方式。在這個時刻，我會對執行這份計畫，而且變得比過往任何時候都還健康、強壯和有彈性的客戶說：「你已經掌握大局了。」既然現在的你已經掌控了一切，那

麼接下來你可以用這全新的能力做些什麼？這一週你可以隨心所欲地活動身體。如果你想要的話，可以把第九週的鍛鍊菜單安排得很嚴苛，好讓你知道自己的極限推升到了什麼樣的新境界。

　　或許你會覺得，過去幾週我一直拉著你，不然此刻你還可以在這條路上走得再遠一些。這一週就是你大展身手的機會，你可以盡情去挑戰自己。如果你想提升這一週的訓練強度，就放手去做吧！我認為你有能力承受這番挑戰。提升訓練強度可以是增加重複次數（從初階調整到中階，或是從中階調整到高階），也可以是稍微增加負重量。

　　請用嚴謹的態度調整訓練強度，不要魯莽行事，永遠要把自身的安全放在第一位。你不會想在這個計畫的尾聲傷到自己，因為這個階段應該是你驗收和享受鍛鍊成果的時候，不該是你受傷養病的時候。務必量力而為，不要對自己要求太多，做出不切實際的調整。舉例來說，我就不建議用一週的時間，把訓練強度從初階上調到高階。

看看自己能走多遠

　　挑戰自己的極限時，得失心不要太重，對一切保有一些彈性。告訴自己，你只是想看看這條路能延伸到哪裡，而你又能在這條路上走到哪裡。不要對自己抱有不切實際的幻想——你多半無法突然就能連做五十個伏地挺身。也盡量不要為自己設下過大的目標，否則你幾乎百分之百會嚐到失敗的滋味。

這就是你的極限嗎？

　　你在做某個肌力訓練動作時，如果覺得自己的極限就只能做到這

樣，請坐下來，讓自己思考和休息個十秒鐘，然後立刻繼續剛剛的動作。不要畏懼自我鞭策，問問自己，在這一週裡，你能走多遠，藉此激勵自己稍微再加把勁。我過去在訓練自己時，就經常這麼做，問自己：「西門，這就是你的極限嗎？」我發現這樣做很有用，通常你都可以再多擠出一些力氣。

本週要勇於創新。鍛鍊時，你可以穿戴一些負重輔具，例如腳踝負重綁帶或負重背心。這一週是你嘗試不同事物，將你的健身提升到不同境界的大好機會。 說不定你會想要換個有氧運動。在這個挑戰中，或許你的有氧運動一直都是騎健身車。這一週，何不把有氧的部分改成跑跑步機，看看自己能不能駕馭它？在練核心的星期四，也請你不要忘了把那些加碼動作納入選擇（欲了解該怎樣正確且安全的執行那些動作，請參閱第 7 週的逐步說明）。週末是休養身心的日子，你何不在星期六去體驗一項沒做過的運動呢？如果你星期天打算外出走走，可以造訪一些你沒去過的地方，這能提升你走路的興致，讓你多走一些路。

你會注意到，我把這一週的有氧運動時間增加到五分鐘。我認為，在這個階段，你已經有能力應付這樣的有氧量。以你此刻的能力來說，每天進行總共二十五分鐘的有氧運動，應該是游刃有餘。

腿部鍛鍊

Exercise 1 負重寬距深蹲

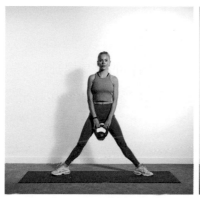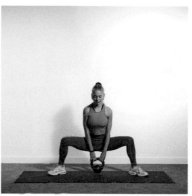

雙手抓著一個啞鈴、壺鈴或藥球，懸於雙腿之間；雙腳距離略寬於肩，腳尖微微朝外。身體往下降，降至負重輔具觸地，且膝關節呈 90 度角時，停留在這個姿勢，默數到四。腳跟發力，把身體往上推，回到起始姿勢。

Exercise 2 雙阻力帶彈震負重深蹲

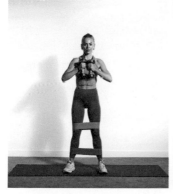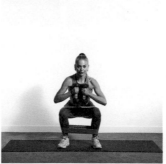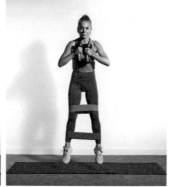

一條阻力帶套在腳踝上方，另一條阻力戴套在膝蓋上方，手握一對啞鈴，緊貼胸前。身體往下降，降至膝關節呈 90 度角時，腳跟發力，往上跳，使雙腳離地約 6 英吋或 15 公分。落地時，腳跟著地，身體由直立轉為蹲姿。

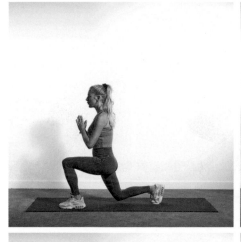
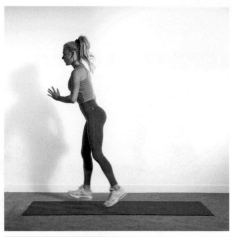
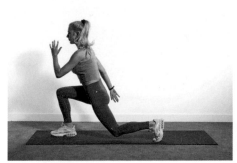
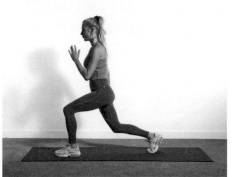

站姿,雙腳距離與肩同寬。一腳往前跨,後腿往下降,降到膝蓋輕觸地面。往上推,回到起始姿勢。連做三個同一腿的弓箭步,然後做三個小跳步,對調雙腳的位置。現在重複上述動作,連做三個另一腿的弓箭步,然後做三個小跳步。這樣才算是完成一次的 3 - 3 彈震弓箭步動作。

測試自我極限時,對訓練保有彈性。千萬不要去嘗試超乎你身體能力的鍛鍊。

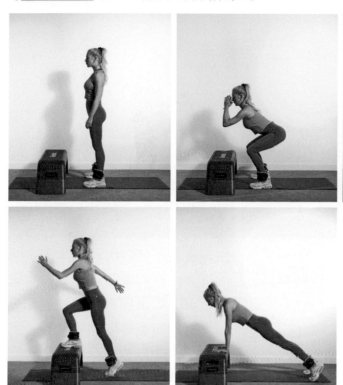

戴上腳踝負重綁帶，站在跳箱後方約 10 英吋或 25 公分的位置，雙腳距離與肩同寬，雙臂放在身體兩側。做出蹲姿，配合雙臂擺動的方向，雙腳同時往前跳上跳箱。以雙腳平貼地面的深蹲姿勢，降落在箱面。雙腿依序往後跨，從跳箱退回地面。雙手撐著跳箱，雙腳先同時往後跳，再往前收回，回到起始姿勢。

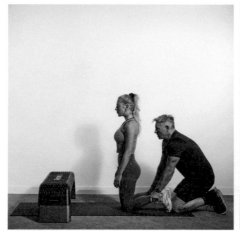 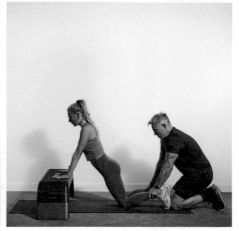

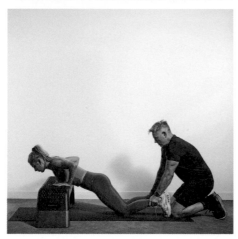

採取跪姿，但腳跟收在某個東西的下方（例如重訓椅），固定雙腿位置。如果你有訓練夥伴，可以請他們用手幫你固定雙腿。把半圓平衡球或階梯踏板放在你的前方，身體緩緩往前降，臀肌和大腿後肌持續收緊，降到手能碰到平衡球或階梯踏板的位置後，雙手撐住平面，繼續把身體往下降，直到手肘呈 90 度角。把自己往上推，回到起始位置。

此刻，在力量和敏捷度方面，你應該不會再力不從心。

第9週
星期二

上半身鍛鍊

▌Exercise 1 伏地挺身踢腿

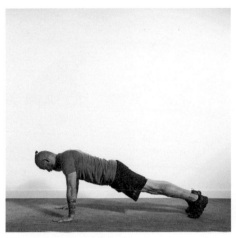

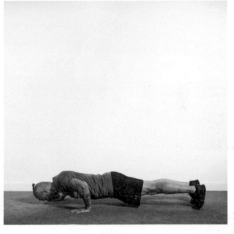

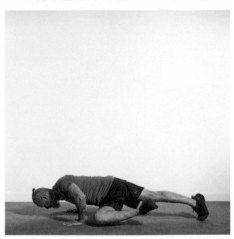

雙手距離與肩同寬，平貼地面，雙腿在身後伸直。如果你不太會做伏地挺身，可能會覺得「跪姿伏地挺身」比較好上手──膝蓋跪地，腳踝在身後交叉。身體往下降，降到手肘呈 90 度角的位置。往上推，回到起始姿勢，出力時吐氣。身體再次往下降，右腿屈膝往左臂提。做下一個伏地挺身踢腿時，換成左腿屈膝往右臂提。

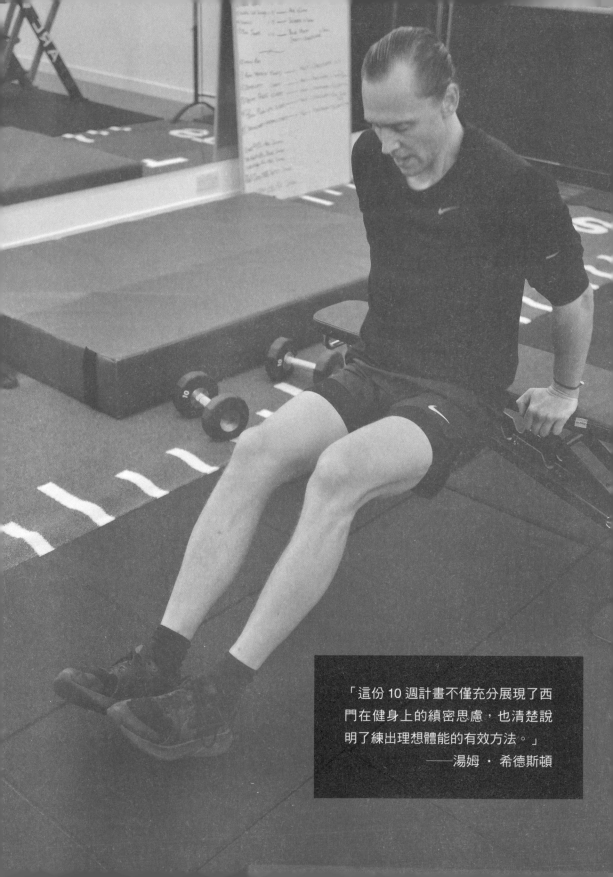

「這份 10 週計畫不僅充分展現了西門在健身上的縝密思慮，也清楚說明了練出理想體能的有效方法。」
——湯姆 ‧ 希德斯頓

Exercise 2 跪姿肩部綜合訓練（搭配 45 度角側平舉）

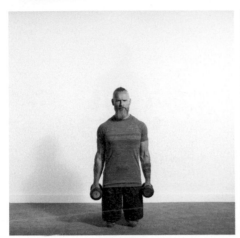 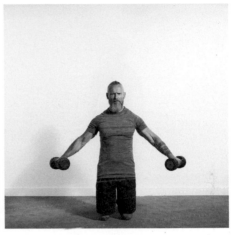

採取跪姿，可以將上半身的肌群獨立出來，因為你會無法動用腿部的力量。45 度角側平舉的姿勢會讓肌肉一直處在相同的緊繃狀態（如果你想讓這組動作的訓練強度更強，還可以搭配 45 度角前平舉）。在做 45 度角側平舉時，請以微微屈肘的姿勢，將兩手的啞鈴往身體兩側舉起，舉到與身體夾 45 度角的位置。回到起始姿勢。

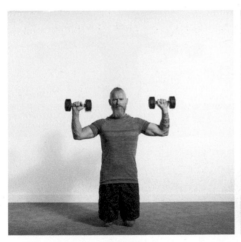 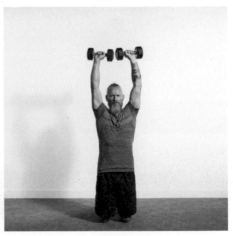

從側平舉轉換到肩推的動作。手握啞鈴，使雙臂以 90 度屈肘的姿勢，將啞鈴舉在距離耳朵約 6 英吋或 15 公分的位置。高舉啞鈴，讓它們輕輕地靠在一起。雙臂往身體兩側降，再次回到 90 度屈肘的姿勢。

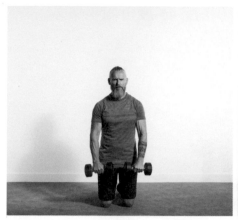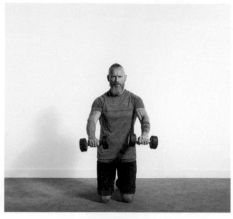

轉換到前平舉的動作。手握啞鈴，使它們貼著大腿，然後以微微屈肘的姿勢，將它們同時往前舉，舉到與肩膀等高的位置後（如果你想稍微提升訓練強度，也可以舉到與身體夾 45 度角的位置），回到起始姿勢。

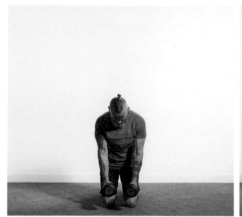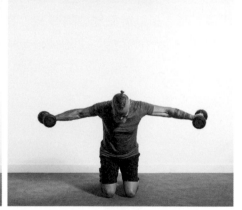

轉換到俯身划船的動作。脊椎、背部和頸部保持在正中位置。雙臂懸吊於身前，啞鈴要位在胸部下方、膝蓋的位置。微微屈肘，把啞鈴往身體兩側舉，舉到與肩膀等高的位置後，回到起始姿勢。

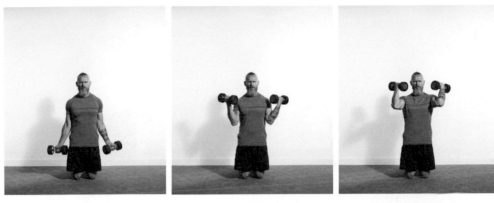

採取跪姿可以將肌群獨立出來。兩手各握一個啞鈴，使啞鈴離腿約 6 英吋或 15 公分，掌心朝身體前方。慢慢將啞鈴舉到與肩膀等高的位置，屈肘。手肘往上抬高幾英吋或 5 公分左右，對訓練肌群施加額外的刺激，然後回到起始姿勢。

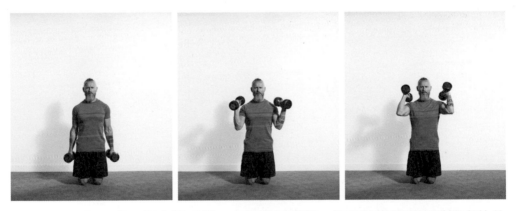

改變手的位置，掌心朝身體兩側，啞鈴貼近雙腿。把啞鈴彎舉到與肩等高的位置，然後稍微夾肘（這個動作可以對二頭肌施加額外的刺激），回到起始姿勢。

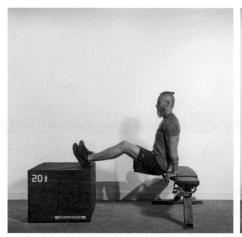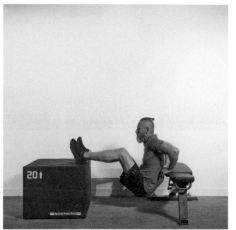

你需要準備一張重訓椅，做三頭肌撐體。若想增加阻力，可以準備兩張重訓椅，抬起雙腳做這個動作。你在做這個動作的起始姿勢時，應該只有掌心撐在重訓椅的邊緣，手指不會碰到重訓椅，且臀部應該近乎坐在手背上。身體往下降，直到手肘呈 90 度角。返回起始姿勢。

◖Exercise 4◗ 槓鈴划船轉增強式訓練 & 伏地挺身轉推槓健腹

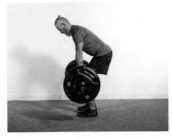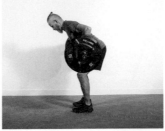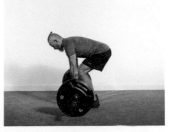

這是一組十分具挑戰性的動作，對自己體能沒信心的人，可以視自身的情況調整動作的完成度，不一定要做到最後——推槓健腹就是你可以省略的部分。

槓鈴划船：把槓鈴調整到與你能力相符的重量後，將它放在你身體前方的地面。屈膝，背部保持在正中位置，正手握住槓心，將其舉至膝蓋的位置。用收縮背肌和擠壓闊背肌的力量，將槓鈴順著大腿往上拉到腰部。把槓鈴放回地面。

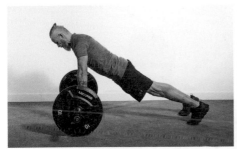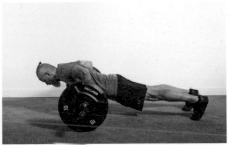

增強式訓練：手握槓心，雙腳同時往身體後側跳，做一個伏地挺身，再同時往槓心的方向跳。

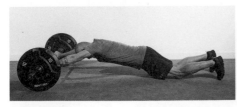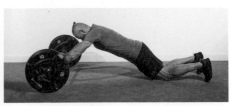

推槓健腹：接下來，雙膝觸地，用核心的力量先把槓鈴往前推，再往後拉回原位；過程中，背部要挺直、保持在正中位置。恢復站姿，回到一開始準備舉起槓鈴的姿勢。

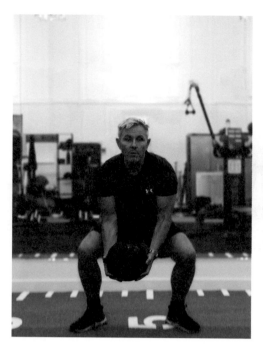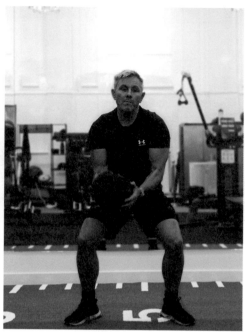

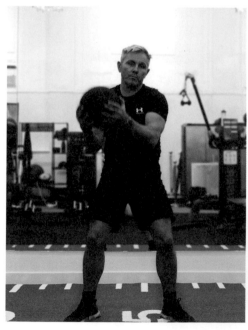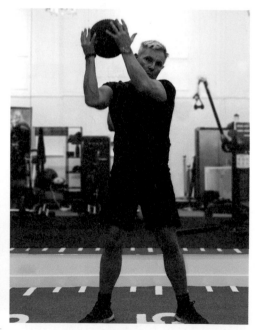

挺舉增強式訓練 & 伏地挺身

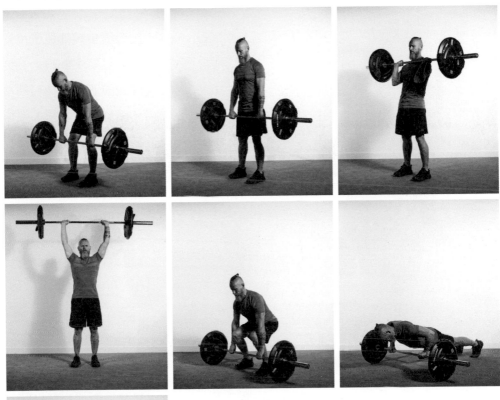

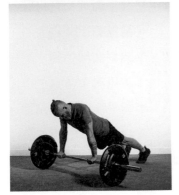

把槓鈴調整到適當的重量。站在槓鈴前,雙腳距離與肩同寬。正手握住槓心,背部和頸部保持在正中位置。提起槓鈴時,槓心會自然地刷過你的大腿。把槓鈴拉向胸部,手肘向前挺出,此時掌心會朝向天花板。舉起槓鈴,直到雙肘鎖死或打直。先把槓鈴降到胸部,再翻掌把槓鈴降至大腿,然後放回地面。

現在蹲下,雙腳同時往身體後側跳。身體往下降,降到手肘呈 90 度角的位置,做一個伏地挺身,再同時往槓心的方向跳,回到起始姿勢,出力時吐氣。

<table>
<tr><td>第 9 週
星期三</td><td>動態伸展</td><td>10～15次 / 20～30秒
15～20次 / 30～40秒
20～25次 / 40～50秒</td></tr>
</table>

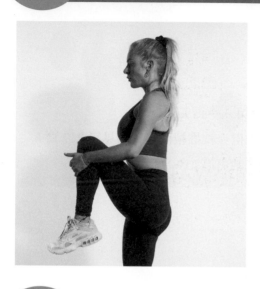

Exercise 1：後弓箭步髖部屈肌拉伸
（請見第 170 頁）

Exercise 2：股四頭肌拉伸後弓箭步抱膝
（請見第 170 頁）

Exercise 3：前彎踏步轉站姿（請見第 171 頁）

Exercise 4：上半身綜合拉伸（請見第 172 頁）

Exercise 5：外展肌和大腿後肌綜合拉伸
（請見第 173 頁）

<table>
<tr><td>第 9 週
星期四</td><td>核心鍛鍊</td><td>10～15次 / 20～30秒
15～20次 / 30～40秒
20～25次 / 40～50秒</td></tr>
</table>

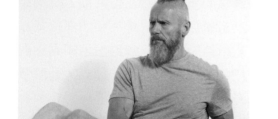

Exercise 1：半圓平衡球交替提膝
（請見第 174 頁）

Exercise 2：半圓平衡球抬腿
（請見第 174 頁）

Exercise 3：半圓平衡球腳跟點地
（請見第 175 頁）

Exercise 4：藥球轉體（請見第 175 頁）

Exercise 5：半圓平衡球平板式
（請見第 176 頁）

第 9 週
星期五

全身性鍛鍊

10～15次 / 20～30秒
15～20次 / 30～40秒
20～25次 / 40～50秒

Exercise 1：你最弱的腿部訓練動作

Exercise 2：伏地挺身踢腿（請見第 211 頁）

Exercise 3：雙阻力帶彈震負重深蹲（請見第 207 頁）

Exercise 4：槓鈴划船轉增強式訓練 & 伏地挺身轉推槓健腹（請見第 217 頁）

Exercise 5：挺舉增強式訓練 & 伏地挺身（請見第 219 頁）

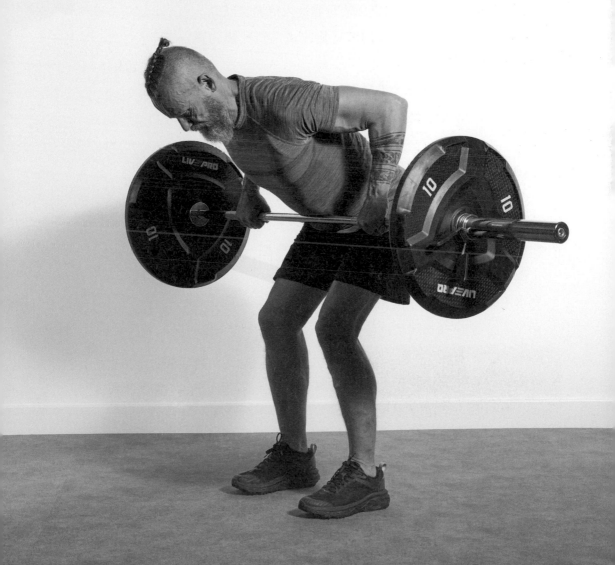

重點整理

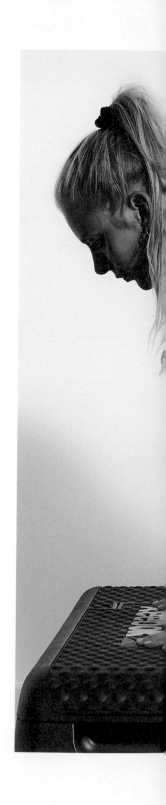

營養補給

- 由於這一週的訓練強度會拉到最高，在飲食上，請務必涵蓋具備抗發炎特性的食物。每天喝一小杯生薑汁，或喝一杯薑黃茶，都可以讓你的身體進入抗發炎狀態。
- 為了肌肉的修復，請務必攝取足夠的蛋白質。蛋白質的種類也要盡量多元。
- 我一直認為「欺騙餐」不是個好想法。你吃的東西不會造成任何欺騙，不要把食物貼上這種標籤。

身心健康

- 延長鍛鍊後的伸展時間。
- 想泡個澡，幫助身體修復，可以在水裡加一些瀉鹽（Epsom salt），這有助肌肉放鬆和消腫。
- 冷水療法有助身體修復，你能夠在洗完熱水澡後，沖一、兩分鐘的冷水嗎？把注意力放在呼吸上，能幫助你克服冷水帶來的刺激。
- 冬季的日照時間比較短，你可視個人狀態服用維生素D的補充劑。平常的一年四季，你也可視個人狀態，服用優質的綜合維生素或綜合礦物質補充劑；或許，你也需要針對益生菌和 omega 脂肪酸這一塊，尋找一些適合你的補充劑。

當週鍛鍊架構：5-5	
星期一 腿部鍛鍊	1. 負重寬距深蹲 2. 雙阻力帶彈震負重深蹲 3. 3－3 彈震弓箭步 4. 負重增強式跳箱深蹲 5. 半圓平衡球或階梯踏板 　北歐式彎舉 & 伏地挺身
星期二 上半身鍛鍊	1. 伏地挺身側踢腿 2. 跪姿肩部綜合訓練 　（搭配 45 度角側平舉） 3. 跪姿手臂綜合訓練 4. 槓鈴划船轉增強式訓練 & 　伏地挺身轉推槓健腹 5. 挺舉增強式訓練 & 伏地挺身
星期三 動態伸展	1. 後弓箭步髖部屈肌拉伸 2. 股四頭肌拉伸後弓箭步抱膝 3. 前彎踏步轉站姿 4. 上半身綜合拉伸 5. 外展肌和大腿後肌綜合拉伸
星期四 核心鍛鍊	1. 半圓平衡球交替提膝 2. 半圓平衡球抬腿 3. 半圓平衡球腳跟點地 4. 藥球轉體 5. 半圓平衡球平板式
星期五 全身性鍛鍊	1. 你最弱的腿部訓練動作 2. 伏地挺身側踢腿 3. 雙阻力帶彈震負重深蹲 4. 槓鈴划船轉增強式訓練 & 　伏地挺身轉推槓健腹 5. 挺舉增強式訓練 & 伏地挺身
星期六 自由活動	來趟遠足，或許你可以邀請親友，一起探索某個陌生的地方。

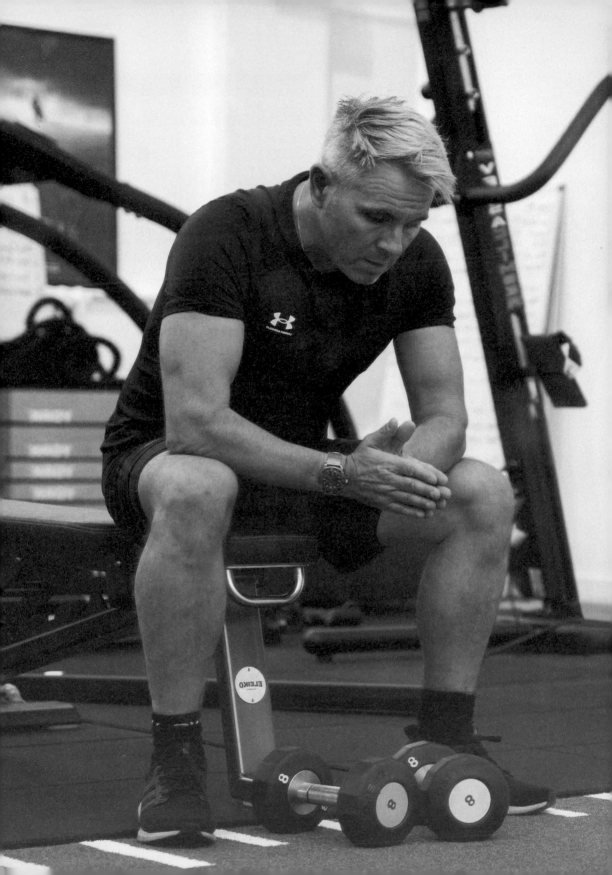

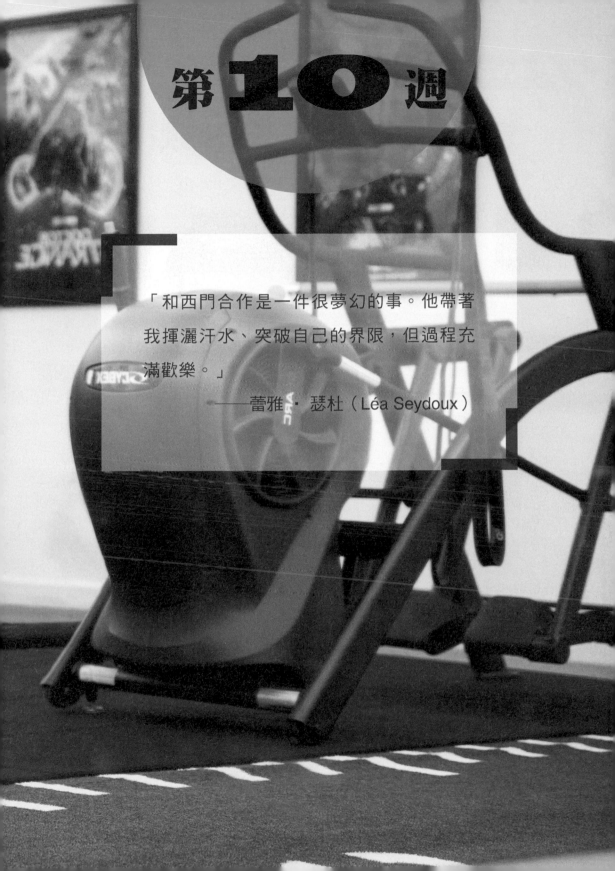

第10週

「和西門合作是一件很夢幻的事。他帶著我揮灑汗水、突破自己的界限，但過程充滿歡樂。」

——蕾雅・瑟杜（Léa Seydoux）

驚喜時刻，感受自己的蛻變

我不認為有幾個健身教練敢這樣做，但就在這個計畫終於走到最後一週，你可能以為即將面對最高強度的訓練時，我打算做的，卻是要帶著你重溫第一週的鍛鍊菜單。

鍛鍊架構	5-2（見 13 頁說明）	
健身輔具	☑ 阻力帶 ☑ 槓心和槓片 ☑ 重訓椅 ☑ 跳箱	☑ 啞鈴 ☑ 啞壺鈴、槓片或啞鈴 ☑ 健腹輪

在這個計畫的最後一週，我要請你回到起點，原封不動的再次執行你在第一週做的那套鍛鍊菜單。就心理層面來說，這非常重要，因為它可以讓你明白，在這次挑戰中，你的生理和心理狀態成長了多少。

你可能會覺得這樣做很荒謬，或是覺得，在歷經了過去九週的所有訓練後，這樣的鍛鍊菜單太輕鬆了。但請你想一想，在你剛開始執行這個計畫時，曾經覺得這份鍛鍊菜單有多麼困難。當時，說不定這份菜單會讓你有些站不穩腳步又喘不過氣；說不定你做完它每一天安排的訓練

後，都必須躺平、抬高雙腿，甚至是需要在沙發上小睡半小時。可是現在，你看到這份菜單，浮上心頭的想法卻是「小菜一碟」，你就會意識到，自己在這段不算長的日子裡，進步了多少。你應該要對自己說：「哇，原來我已經進步了這麼多！」同時，你也應該要為自己的付出感到自豪，因為你的感受、外貌和活動狀態都隨著你的這番付出產生轉變。每次我請客戶重溫第一週的整套菜單時，他們都會得到很棒的感受，因為他們會藉此驗證自己在這條路上走了多遠，並真切體會到自己的成就。

感受自己的不同之處

如果你的體重減輕了一些，在這一週，你可以隨意挑一天，揹個帆布包或是穿件負重背心做訓練，這樣你就可以感受到，在歷經這一連串的挑戰後，你的身體發生了什麼樣的變化。你會發現，相較於第一週，這套菜單對你心血管系統造成的負擔減輕了；也許這些動作經曾經讓你呼吸沉重又吃力，但現在你輕盈的身體已經能輕鬆完成它們了。花一點時間去思考這件事：過去的你是什麼樣子、體能表現處於什麼狀態，現在，你的活力和耐力又提升了多少。大家都會注意到你的容光煥發，那些在你執行這項計畫後就再也沒見過你的人，更是會注意到你的轉變。

獎賞自己

感受到身、心變得更健康和更有彈性，永遠是最大的獎賞。但為了替這項挑戰畫下一個具體的句點，你可能會想買一件新衣，當作是給自己的額外獎賞。這樣一來，每次你穿上這件新 T 恤、新牛仔褲，或任何

你為此購買的物件時，它都會提醒你，你取得了多大的成就，還有養成了多少的新習慣。說不定，你還需要好好整頓你的衣櫃。你的身體組成已經改變了，你可以趁機清掉一些舊衣服，重新打造自己的穿衣風格。

此刻，你已經走到了十週挑戰的尾聲，心中應該充斥著滿滿的成就感。請盡情享受這番感受。你的健身之路絕對不會在這裡止步……。

你應該以自己為傲。花一點時間回顧過去九週，細數自己達成的一切成就。

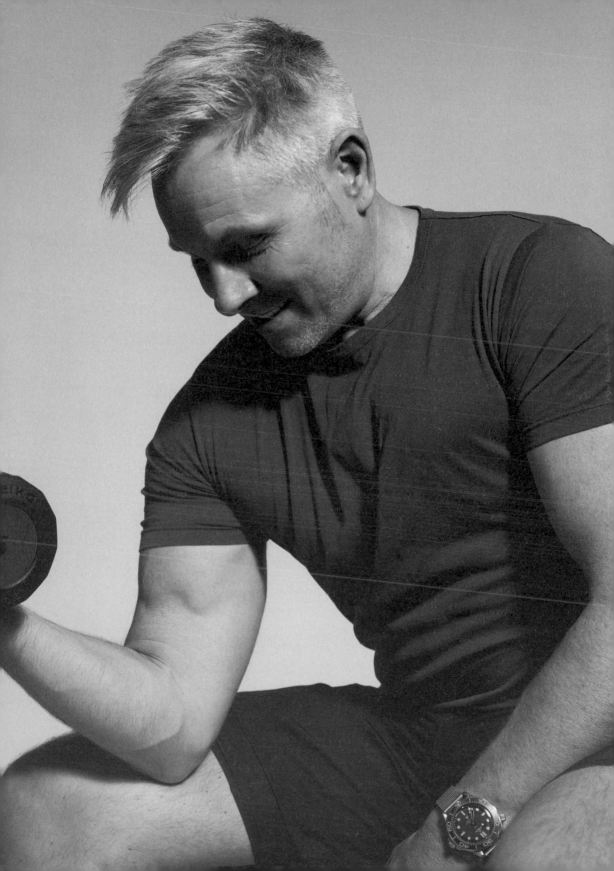

重點整理

營養補給

- 雖然濃縮咖啡會提振你的精神，讓你覺得活力充沛，但請記住，它幾乎不含任何熱量。身體還是需要攝取一些含有熱量的食物補給能量，鍛鍊後是補給能量的好時機。
- 你除了要考量到食物的分量，還要考量到它們的質量。可以的話，請選購當地的有機農產品。
- 在正餐之間，水果、堅果和種子是健康又美味的點心。

身心健康

- 不要等到累了才上床睡覺。你應該在覺得自己會累的前半個小時，就上床準備入睡。此舉能幫助你一夜好眠。
- 記錄你每日的睡眠狀態。如果你發現自己一定要肚子裡有點東西才睡得著，就表示你的晚餐要晚一點吃。了解適合你的睡眠條件，就連臥室環境也要考慮到，例如照明和溫度。
- 檢視你現有的床墊是否適合你的身型，還有枕頭是否有充分支撐你的頸部、肩部和背部。
- 可以的話，我建議你在白天小睡一下，時間不要超過二十分鐘（我把它稱為「運動員小憩」），這對幫助你重啟和補給活力很有幫助。

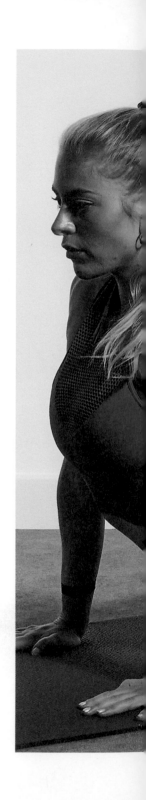

當週鍛鍊架構：5-3	
星期一 腿部鍛鍊	1. 深蹲 2. 阻力帶跨步 3. 弓箭步 4. 單腳登箱 5. 臀推
星期二 上半身鍛鍊	1. 伏地挺身 2. 肩部綜合訓練 3. 手臂綜合訓練 4. 槓鈴划船 5. 挺舉
星期三 動態伸展	1. 熊爬轉鴿式 2. 熊爬轉眼鏡蛇式 3. 仰臥起坐和坐姿轉體 4. 蟹式側向伸展 5. 雙腳跳增強式訓練
星期四 核心鍛鍊	1. 平板式、平板式屈體、平板式拍肩 2. 捲腹、抬腿捲腹、腳跟離地交錯 3. 健腹輪跪姿滾動 4. 斜腹側展 5. 肘碰膝捲腹
星期五 全身性鍛鍊	1. 你最弱的腿部訓練動作 2. 伏地挺身 3. 阻力帶跨步 4. 槓鈴划船 5. 挺舉
星期六 自由活動	把握機會聯絡許久未見的親友。也許以前，你們都會一起打網球或跑步。

訓練完了，然後呢？

　　你已經完成了這十週的挑戰，如果你有嚴格遵循我的計畫和建議，我想你的身、心大概都成長不少，變得更加強健，也更活力充沛。但現在不是你拋棄一切、讓生活型態回到你拿起這本書之前的時候。你已經為自己打下了根基。現在你要繼續面對的新挑戰，是看看自己能否運用我傳授給你的能力，用更積極的方式過生活。如果對你而言，你以前從未接觸過我過去要你養成的習慣，那麼你已經完成了最困難的部分，從現在開始，你要做的，就是努力保有這些習慣，讓它們成為你日常的一部分。我希望我傳授給你的能力，可以長久地增進你的身心健康，而非僅僅十週。

　　你已經挺過了短暫的痛苦，並達成了一個中程目標（完成挑戰），但就長遠來看，與其把健身當成是帶著你朝目標邁進的一種手段，倒不如把它當成是提升你生活品質的一種方式。

　　我深知大家很容易跳脫那些為了訓練養成的休養和飲食習慣，所以我才會在此提醒大家，千萬不要讓自己立刻抽離訓練的狀態。即使你不見得要保有和挑戰期間一樣的訓練強度，但請保有和挑戰期間一樣的良好習慣。也許這份計畫的某些部分，你可以原封不動的無限期延續下去；至於其他的部分，你可能會覺得把強度降低個 10% 或 20%，更能夠讓你持之以恆地長久堅持下去。

　　我希望你能反覆運用這本書，把它當作你健身的參考和動力。這份挑戰不該是你做過一次，就再也不做的事情。藉由調整重複次數和

訓練強度，你可以一而再、再而三地運用這套計畫，提升你的體能狀態。另外，為鍛鍊菜單增添一些變化，也可以讓你在第二次、甚至是第三次執行這套計畫時，仍對它保有新鮮感（例如，搭配不同的有氧運動，以及把練核心的部分菜單換成我與你分享的其他加碼動作）。你在再次執行這套計畫的時候，可能會想省略第十週，因為它所帶來的驚喜，不可能再像第一次那樣震撼你。取而代之的，你或許可以回顧過去幾週，從中選出對你幫助最大的某週訓練，在第十週再做一次（例如，你可能會想再做一次第七週、第八週或第九週的訓練，因為在這套計畫中，這幾週的訓練強度最高）。不過，正如我在前言中寫的，如果你能按照我的安排，依序完成每一週訓練、不要打亂它們的順序，一定能從我的計畫得到最大的收益。

　　無論接下來你打算怎麼做，都千萬不要對自身的體能狀態置之不理。現在你已得到行動的能力了，接下來要思考的是，該怎麼繼續保有這份力量？持續挑戰自我就是一個方法！

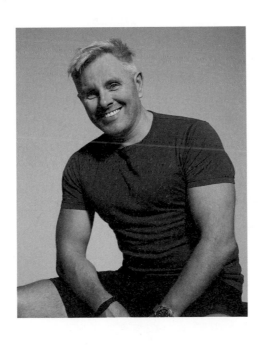

致 謝

湯姆・希德斯頓為自身健康和體能付出的心力十分激勵人心，同時，我也要謝謝他在推薦序中的美言。

我還要感謝我的其他客戶，特別是那些在本書每一章的開頭，提供引言的客戶。謝謝葛雷格・威廉斯（Greg Williams）和他的團隊，竭盡全力地為本書拍攝示範照片。謝謝里奇・皮特森（Rich Peterson）和喬吉・斯珀林（Georgie Spurling），為本書示範分解動作。里奇是我不可或缺的左右手，也是我最堅實的後盾；喬吉則是一位激勵人心的健身教練。我還要感謝喬・史坦所爾（Jo Stansall）和她的 Michael O'Mara 出版團隊、版權代理商 David Luxton Associates 的尼克・沃特斯（Nick Walters），以及馬克・霍奇金森（Mark Hodgkinson）的持續相挺（儘管與撰寫《好萊塢頂尖教練的 5-2 鍛鍊計畫》那次相比，這次寫作期間，他帶來的餅乾少了一些）。

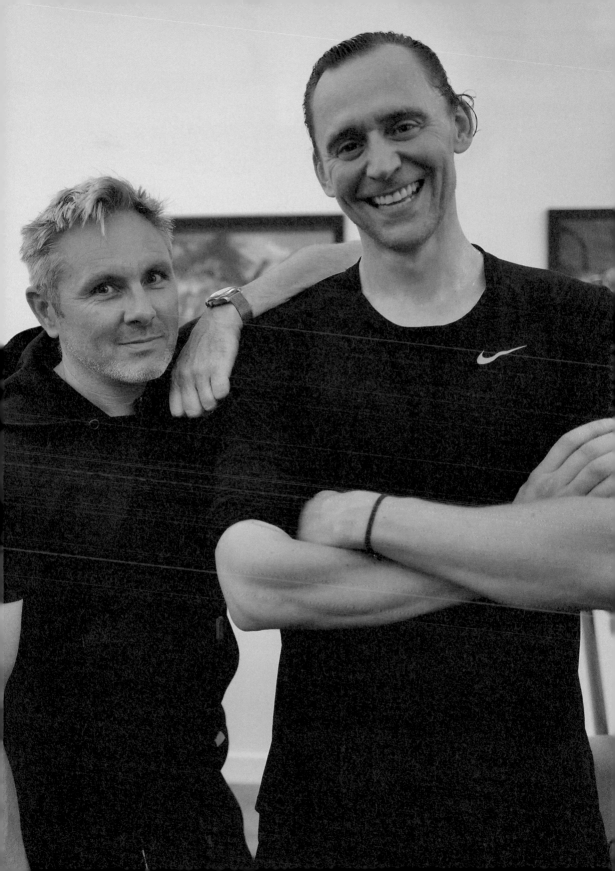

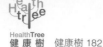

HealthTree
健康樹　健康樹 182

增肌減脂10週健身攻略
The 10-Week Intelligent Fitness Challenge: The Ultimate Workout
Programme from Hollywood's Most In-demand Trainer

作　　　　者	西門‧瓦特森Simon Waterson
譯　　　　者	王念慈
封 面 設 計	比比司
版 型 設 計	變設計－Ada
內 文 排 版	許貴華
行 銷 企 劃	蔡雨庭‧黃安汝
出版一部總編輯	紀欣怡

出　版　者	采實文化事業股份有限公司
業 務 發 行	張世明‧林踏欣‧林坤蓉‧王貞玉
國 際 版 權	劉靜茹
印 務 採 購	曾玉霞
會 計 行 政	李韶婉‧許俶瑀‧張婕莛
法 律 顧 問	第一國際法律事務所　余淑杏律師
電 子 信 箱	acme@acmebook.com.tw
采 實 官 網	www.acmebook.com.tw
采 實 臉 書	www.facebook.com/acmebook01

I　S　B　N	978-626-349-706-1
定　　　　價	450元
初 版 一 刷	2024年7月
劃 撥 帳 號	50148859
劃 撥 戶 名	采實文化事業股份有限公司
	104台北市中山區南京東路二段95號9樓
	電話：(02)2511-9798　傳真：(02)2571-3298

國家圖書館出版品預行編目資料

增肌減脂 10 週健身攻略 / 西門 . 瓦特森 (Simon Waterson) 著；王念慈譯 . -- 初版 . -- 臺北市 : 采實文化事業股份有限公司 , 2024.07

240 面；17×23 公分 . -- (健康樹；182)

譯自：The 10-week intelligent fitness challenge : the ultimate workout program from Hollywood's most in-demand trainer

ISBN 978-626-349-706-1(平裝)

1.CST: 健身運動 2.CST: 運動訓練 3.CST: 減重

411.711 113007675

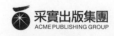

采實出版集團
ACME PUBLISHING GROUP

版權所有，未經同意不得
重製、轉載、翻印

HealthTree
健康樹

HealthTree
健康樹